《药品使用科学监管实用手册》系列丛书

癫痫治疗用药

风险管理手册

中国药品监督管理研究会药品使用监管研究专业委员会◎组织编写

崔学艳　苏乐群◎主编

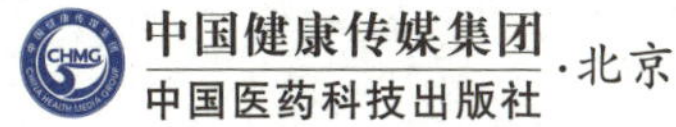

中国健康传媒集团
中国医药科技出版社·北京

图书在版编目（CIP）数据

癫痫治疗用药风险管理手册 / 崔学艳，苏乐群主编；中国药品监督管理研究会药品使用监管研究专业委员会组织编写 . -- 北京：中国医药科技出版社，2025. 6.（《药品使用科学监管实用手册》系列丛书）. -- ISBN 978-7-5214-5371-3

Ⅰ. R742.105-62

中国国家版本馆 CIP 数据核字第 2025TB6346 号

策划编辑 于海平　**责任编辑** 曹化雨
美术编辑 陈君杞　**版式设计** 也　在

出版　**中国健康传媒集团** | 中国医药科技出版社
地址　北京市海淀区文慧园北路甲 22 号
邮编　100082
电话　发行：010-62227427　邮购：010-62236938
网址　www.cmstp.com
规格　787 × 1092 mm $^{1}/_{32}$
印张　6 $^{5}/_{8}$
字数　123 千字
版次　2025 年 6 月第 1 版
印次　2025 年 6 月第 1 次印刷
印刷　北京侨友印刷有限公司
经销　全国各地新华书店
书号　ISBN 978-7-5214-5371-3
定价　40.00 元

获取新书信息、投稿、为图书纠错，请扫码联系我们。

内容提要

本书为《药品使用科学监管实用手册》系列丛书之一，主要从抗癫痫药品的遴选、采购、贮存、临床使用管理，特殊患者使用管理，不良反应等方面阐述药品的信息、风险点、风险因素及管控措施等内容。

本书可供医师、药师和护师参考使用。

丛书编委会

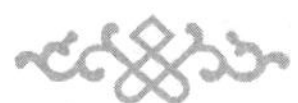

本书编委会

主　　编　崔学艳　苏乐群

副 主 编　李兰芳　杨玉娇

编　　委　（按姓氏笔画排序）

王　菲　刘　妮　刘皓琨

刘瑞玲　宋梦姣　贾　茹

徐永吉　韩　冰　裴可灵

审　　稿　李　妍　黄　欣

策　　划　北京北方医药健康经济研究中心

监　　制　中国药品监督管理研究会

药品使用监管研究专业委员会

序

新时代，在我国创新驱动战略背景下，新药审评速度加快，新药上市层出不穷，给患者带来更新更快的治疗服务。但是，我国药品监管力量依然薄弱，科学合理审评面临巨大挑战。中国药品监管科学研究是为确保公众用药安全、有效、合理，不断提高公众健康水平而开展的一系列探索所形成的理论，以及手段、标准和方法。党中央、国务院高度重视药品安全，在监管体制改革、法规建设、基础建设等方面采取了一系列有力措施。随着我国经济社会发展步入新的时代，人民生活不断提高，公众对药品安全有效保证的要求不断增长，对药品的合理使用也更加关注。一旦药品安全发生问题，如不能迅速有效的妥善解决，不仅会威胁群众生命安全和社会安全，给群众和社会造成不可挽回的损失，严重时甚至会引发社会的不稳定。广大药师必须牢记保护和促进公众健康的初心和使命，努力建设强大的科学监管体系，同时必须大力推进监管科学发展与进步，进而实现药品科学监管。

目前，中国制药企业众多，中西药产品数目庞大，在中国加强药品使用风险评估与管理十分必要。参考先进国家新药监管经验，追踪国际最新研究动态，促进中国药品监督管理部门与医疗行业从业人员及患者社会之间的协作、沟通、交流，进而建立符合中国实际情况具有中国特色的药品使用风险监测评估管理体系，对于我们医疗从业人员来说，任重而道远。丛书针对以上现状，从药品进入医疗机构中的各环节作为切入点，分别列举各环节药品的风险，提出相应的管理措施，并对已知风险、未知风险和信息缺失内容予以标明，形成一部药品风险管理过程中的实用手册。作为我国药品风险管理相关的第一套按疾病治疗类别分册的专业书籍，以期为药品的临床使用风险管理提供参考依据，减少或避免用药风险，推动药品合理使用，促进医疗资源优化。力争成为医师、药师和护师的日常药品临床使用风险管理的专业口袋书。

医疗机构作为药品使用的最主要的环节，也是药品风险高发的区域，药品管理法对其药事管理提出明确要求，包括“医疗机构应当坚持安全有效、经济合理的用药原则，遵循药品临床应用指导原则、临床诊疗指南和药品说明书等合理用药，对医师处方、用药医嘱的适宜性进行审核。”这就要求药师在药品管理和合理用药指导等方面具有相应的技术能力并有据可依。本丛书按照疾病治疗类别分册介绍，从药品概述，药品遴选、采购与储存环节风险管理，临床使用管理，特殊患者使用管理和用药教育等多方面药品的信息、风险点、风险因素等进行梳理。本丛书旨在为医师、药师和护师提供用药指导和帮助，确保患者安全用药、降低药品风险，实现广大民众健康水平不断提高的崇高目标。在此特别撰文推荐。

谨此。

原国家食品药品监督管理局局长

中国药品监督管理研究会创会会长

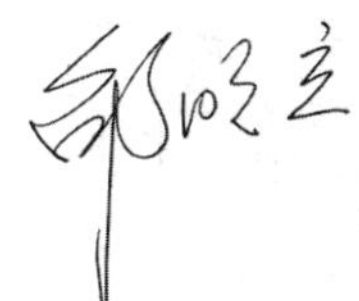

2022 年 7 月 28 日于北京

编写说明

2017年6月中国国家药监部门加入ICH，开始加快接受并实施ICH相关技术指导原则的步伐。ICH E2系列指导原则的全面实施，将推动我国制药企业及医疗机构对药物研发、审批与上市后阶段药物安全和药物风险管理（PV）的认识和关注，也使得理解并建立PV体系、培养PV人才的迫切性和必要性日渐凸显。2019年新修订《药品管理法》也为药物警戒和药品风险监测提供了法律支撑。药品使用风险管理是一项非常艰辛的工作，药物风险管理评价，用于高风险药物识别、风险来源判断和风险干预，是患者用药安全的根本保障。

作为一名几十年工作在一线临床服务的老药师，一直希望在上市药品准入、临床用药风险管控上编写一套管理工具式的实用丛书，以分析及寻找用药发生危险的根本原因，并制定相应的解决问题的措施，能从根本上解决药品使用管理中的突发问题，既可减少医师、药师、护师的个人差错，更能寻找临床治疗冰山之下的风险因素，使同样的问题不再发生，将处于萌芽状态的风险苗头从根源处消灭。

《药品使用科学监管实用手册》系列丛书的出版，为我国临床医师、药师和护师提供了一部临床实用且可操作的指导用书，详细说明了药品在医疗机构使用过程中各环节存在的风险和风险因素并提出相应的管理措施；立意独特创新，编写过程始终坚持人民健康至上；依照现行有关法规编写，基于循证证据、运用质量高、时效性强的文献，保障内容的权威性；根据各类别药品特性编写内容及表现形式，重点提示有风险点的环节；包括更多临床用量大、覆盖率高的药物。

药品使用风险管理是一个新学科，是药物警戒的重要组成部分，是公众用药安全的重要保障，是我国药品科学监管领域的重要课题；药品使用风险管理不是简单的用药指南，也不同于以往的不良反应监测或合理用药的概念，而是涵盖了药品的研究、生产、流通、使用的全部过程，是各阶段互相结合的、宏观的、系统的认知；因此，丛书在新时代编写的意义重大，为保障公众用药的安全，减少伤害，降低医患风险提供强大的专业支撑。丛书设计合理，组织严密，在国家卫健委、国家药监局的指导下，在众多医院药学先锋的探索下，借鉴国际药品风险管理安全目标与实践经验，强化信息技术监管和质量环 (PDCA)、品管圈、模式分析、根本原因分析等多种管理学习与应用，医、药、护人员的风险管理能力会逐步提升，全国医院临床药学的整体管理水平也会更上一层楼。

希望未来，我国在药品风险管理体系建设方面再接再厉，逐步提升中国药师价值，也进一步优化药师队伍，持续强化上市后药品风险管理培训，双轮驱动，相辅相成，定能帮助患者及医务人员营造一个更安全的医疗环境。

胡 欣

2022 年 8 月 1 日于北京

前言

癫痫是一种神经系统疾病，影响着数千万患者的生活质量与健康安全。抗癫痫药物的合理使用在控制病情、减少发作频率中发挥着关键作用。然而，药物治疗的复杂性与潜在风险，如药物相互作用、个体代谢差异、特殊人群用药限制以及长期治疗中的不良反应等，使得用药风险管理成为临床实践中不可忽视的重要课题。

本书编写汇聚了临床药学领域专家的智慧，力求内容兼具前沿性与实用性。本书以癫痫治疗用药风险管理手册为核心框架，结合国内外最新指南、循证医学证据及临床实践经验，旨在为医疗工作者提供一套科学、实用、可操作性强的风险管理工具。全书内容围绕“全流程风险管控”理念展开，覆盖药品遴选、采购、贮存、处方审核、调配执行、特殊人群用药、不良反应监测及患者教育等关键环节，重点解决临床应用痛点，建立闭环式风险管理体系。

我们期待本书能为各级医疗机构的医务工作者提

供参考，助力提升癫痫治疗的疗效与安全性，最终改善患者生活质量。

由于医学发展的动态性，书中内容难免存在局限，请读者结合临床实际与最新证据灵活应用，并不吝指正内容疏漏之处。

编　者

2025年3月

目录

第一章 药品概述

第二章

药品遴选、采购与贮存环节风险管理

第三章

临床使用环节风险管理

第四章

特殊人群使用风险管理

第五章

不良反应 / 不良事件及并发症风险管理

第六章

用药教育与患者随访

1

第一章

药品概述

第一节　药物介绍

癫痫是由于脑部神经元异常过度放电导致的反复性、发作性、短暂性的中枢神经系统功能失常的慢性脑部疾病。癫痫不是单一的疾病实体，而是一种有不同病因基础、临床表现各异但以反复发作为共同特征的慢性脑部疾病。任何年龄、地区和种族的人都可发病，以婴幼儿及老年人发病率较高。各国临床研究表明，若为新诊断的癫痫患者，接受规范合理的抗癫痫药物治疗，70%~80% 可控制发作症状，其中 60%~70% 的患者经 2~5 年的治疗可以停药。

癫痫发作是指脑神经元异常过度、同步化放电活动所造成的短暂一过性临床表现，具有突发突止、短暂一过性、自限性的特点。癫痫持续状态是癫痫持续或反复发作的特殊情况。癫痫发作最本质的原因是脑部神经元的过度同步化异常放电。

依据 2017 年国际抗癫痫联盟（ILAE）对癫痫诊断的定义，以下三者满足其一即可诊断为癫痫：①间隔 24h 以上的 2 次以上非诱发性癫痫发作；②单次发作但再发风险高（未来 10 年复发概率大于 60%，如既往脑损伤、脑电图有痫样异常放电、神经影像学存在致痫病变、夜间发作）；③被诊断为癫痫综合征。癫痫按发作类型分为局灶性起源、全面性起源及起源不明的发作。

目前癫痫治疗方式主要包括药物治疗、外科治疗及生酮饮食。其中抗癫痫药物（Anti-Seizure Medications，ASMs）是最重要、最基本的治疗，也是大部分癫痫患者首选的治疗方式。若仅有脑电图异常而没有癫痫发作的患者，建议慎用 ASMs。癫痫治疗选药的基本原则是根据发作类型和综合征分类选择药物，同时还需要结合以下因素进行个体化治疗：共患病、药物的禁忌证、可能的不良反应、达到治疗剂量的时间、服药次数及恰当的剂型、特殊治疗人群（如儿童、育龄妇女、老人等）的需要、药物之间的相互作用以及药物来源和费用等。尽可能单药治疗。如果规范使用一线 ASMs 仍有发作，应严格评估癫痫的诊断。如果第一种 ASMs 治疗效果不佳，可尝试加用第二种药物并加量至足够剂量后将第一种用药缓慢减停。如果第二种单药治疗仍无效，使用第三种及以上单药治疗获得无发作可能性较小，推荐联合用药。对于特殊人群如老年人、儿童、育龄妇女等用药需考虑人群特点，在有可选择药物的情况下，避免在育龄期妇女中使用丙戊酸钠，若不得不使用该药物，治疗时应做好避孕。由于不同 ASMs 的药物在生物利用度和药代动力学方面可能有差异，推荐患者固定使用同一生产厂家的药品。

一般情况下，癫痫患者如果2年以上无发作，可考虑减停ASMs，但是否减停、如何减停还需要综合评估患者的癫痫类型、既往治疗反应、脑电图以及患者的个人情况全面评估。确定减停复发风险较低时，并且与患者或其监护人充分沟通减药与继续服药的风险效益比之后可考虑逐渐减停ASMs。撤停药物时需注意如下几点：①减药前复查脑电图。多数癫痫综合征需要脑电图完全无癫痫样放电再考虑减停药物，而且减药过程中需要定期（每3~6个月）复查长程脑电图。若在撤药过程中再次出现癫痫样放电则需要停止减量。②更长时间的无发作可以提高减药后癫痫缓解的可能。5年以上无发作的局灶性癫痫患者可以尝试进行减药。特殊情况如艾滋病、梅毒、病毒性脑炎后遗脑损伤等症状性癫痫患者需要长期用药控制发作，不建议进行减药尝试。对ASMs早期反应较差的患者应延长减药前的无发作期。③撤药过程宜缓慢逐渐减量；单药治疗撤药过程应当不少于6个月，多药治疗时每种ASMs减停时间不少于3个月。一次只减停一种药物。④撤停苯二氮䓬类与巴比妥类药物时，可能出现撤药综合征或再次发作，撤停时间应在6个月以上。⑤若撤药过程中再次癫痫发作，应当恢复减药前的药物剂量。⑥停药后短期内出现癫痫复发，应恢复既往药物治疗并随访；停药1年内出现有诱因的发作可以观察，注意避免诱因，暂可不应用ASMs；如有每年2次以上的发作，应再次启动ASMs治疗。

一、药物分类

1. 根据上市时间分类

根据上市时间分为第一代、第二代和第三代抗癫痫药物三大类。

第一代抗癫痫药物：苯妥英（后常用其钠盐）、苯巴比妥、卡马西平、丙戊酸、乙琥胺、氯硝西泮、扑米酮。国内第一代ASMs如苯妥英钠、苯巴比妥用于局灶性癫痫虽疗效确切，但因副作用大，现在应用较少；卡马西平、丙戊酸在临床上广泛使用，疗效肯定、价格相对经济。

第二代抗癫痫药物：氯巴占、拉莫三嗪、左乙拉西坦、奥卡西平、托吡酯、唑尼沙胺、加巴喷丁、非氨酯、氨己烯酸。第二代药物的不良反应和药物相互作用较第一代少，其中拉莫三嗪、左乙拉西坦、奥卡西平在临床上广泛应用。

第三代抗癫痫药物：拉考沙胺、吡仑帕奈、布立西坦、普瑞巴林、卢非酰胺、替加宾。第三代新型ASMs在作用机制及药代动力学上有进一步的改进。

2. 根据作用机制分类

ASMs 的作用机制尚未完全了解，部分药物可能具有多重作用机制（表 1-1）。ASMs 按作用机制分为主要作用于离子通道、主要作用于 GABA 系统、主要作用于谷氨酸受体及多种作用机制共存药物。

表 1-1 ASMs 可能的作用机制

药物名称	钠通道阻滞剂	T 型钙通道	高压钙激活通道	GABA 系统	谷氨酸受体
主要作用于离子通道					
苯妥英钠	√				
卡马西平	√				
奥卡西平	√				
拉莫三嗪	√		√		
拉考沙胺	√（慢钠通道）				
唑尼沙胺	√	√			
主要作用于 GABA 系统					
苯二氮䓬类（地西泮）				√	
氨己烯酸				√	
主要作用于谷氨酸受体					
吡仑帕奈					√

续表

药物名称	钠通道阻滞剂	T 型钙通道	高压钙激活通道	GABA 系统	谷氨酸受体
多种作用机制					
丙戊酸	√	√		√	
加巴喷丁			√	√	
普瑞巴林			√	√	
左乙拉西坦			√	√	
托吡酯	√		√	√	√
苯巴比妥			√	√	√

二、代表药物概述

苯妥英钠（PHT）：其抗癫痫作用机制尚未阐明，一般认为主要是增加细胞钠离子外流，减少钠离子内流，而使神经细胞膜稳定，提高兴奋阈，减少病灶高频放电的扩散。成人常用量：每日 250~300mg，开始时 100mg，每日 2 次，1~3 周内增加至 250~300mg，分三次口服。极量一次 300mg，每日 500mg。用药需个体化，如有条件可进行血药浓度监测，成人有效血药浓度推荐范围为 10~20mg/L。用药期间注意监测血常规，肝功能。

苯巴比妥（PB）：为长效巴比妥类药物。治疗浓度的苯巴妥可降低谷氨酸的兴奋作用、加强γ-氨基丁酸的抑制作用，抑制中枢神经系统单突触和多突触传递，抑制病灶的调频放电及其向周围扩散。长期用药可产生依赖性。每日90~180mg（3~6片），可在晚上一次顿服，或每次30~60mg（1~2片），每日3次；极量一次250mg（约8片），每日500mg（约17片）。作为抗癫痫药应用时，可能需10~30天才能达到最大效果，尽可能监测血药浓度，成人有效血药浓度推荐范围为15~40mg/L。长期用药突然停药可能出现戒断症状。

卡马西平（CBI）：可能是通过抑制多突触反应和阻断强直后增强而发挥作用。主要代谢产物为卡马西平10,11-环氧化物，在一些癫痫动物模型中显示抗惊厥作用。成人初始剂量每次100~200mg，每日1~2次；逐渐增加剂量直至最佳疗效（通常为每次400mg，每日2~3次）。罕有患者需加至每日1600mg。用药需个体化，如有条件可进行血药浓度监测，成人有效血药浓度推荐范围为4~12mg/L。用药初期需警惕严重皮肤反应的风险（大多发生在用药的前几个月），若有严重的皮肤反应症状或体征出现，应立即停止用药并考虑采用替代疗法。有证据显示人白细胞抗原（HLA）等位基因在易感人群中起到一定预测作用。用药期间要监测全血细胞计数，血清铁检查，尿常规，肝功能等。长期用药还需要关注低钠血症的风险。

丙戊酸钠（VPA）：本品能增加 GABA 的合成和减少 GABA 的降解，从而升高抑制性神经递质 γ- 氨基丁酸（GABA）的浓度，降低神经元的兴奋性而抑制发作。在电生理实验中见本品可产生与苯妥英钠相似的抑制 Na^+ 通道的作用。对肝脏有损害。成人每日按体重 15mg/kg 或每日 0.6~1.2g，分 2~3 次服。开始时按 5~10mg/kg，一周后递增，至能控制发作为止。当每日用量超过 250mg 时应分次服用，以减少胃肠刺激。每日最大量为按体重不超过 30mg/kg 或每日 1.8~2.4g。用药需个体化，如有条件可进行血药浓度监测，成人有效血药浓度推荐范围为 50~100mg/L。用药期间监测血常规（可使血小板减少引起紫癜、出血和出血时间延长），肝肾功能。特殊患者可能出现肝毒性、急性胰腺炎、脑病。长期用药须关注体重增加、脱发、月经失调、多囊卵巢综合征等风险。

乙琥胺（ESM）：目前国内尚无乙琥胺制剂。在国外有胶囊、口服溶液两种剂型。能抑制癫痫（小发作）患者意识丧失时出现的癫痫样放电活动。运动皮层的抑制和中枢神经系统对惊厥刺激的阈值升高显著降低癫痫样发作频率。本品适用于轻度癫痫发作的控制。3~6 岁患者的初始剂量为每日 1 粒（250mg）；对于 6 岁及以上的患者，每日 2 粒（500mg）。此后的剂量必须根据患者的反应进行个体化。剂量应小幅度增加。每日最大剂量 1.5g。用药初期（通常在 28 天内）需监测严重皮肤反应的风险，若有严重的皮肤反应症状或体征出现，应立即停止用药并考虑采用替代疗法。用药期间监测血常规、肝肾功能。

氯硝西泮（CZP）：本品为苯二氮䓬类抗癫痫抗惊厥药，既抑制癫痫病灶的发作性放电，也抑制放电活动向周围组织的扩散。该药作用于中枢神经系统的苯二氮䓬受体（BZR），加强中枢抑制性神经递质 γ- 氨基丁酸（GABA）与 $GABA_A$ 受体的结合，促进氯通道开放，细胞过极化，增强 GABA 能神经元所介导的突触抑制，使神经元的兴奋性降低。主要用于控制各型癫痫，尤适用于失神发作、婴儿痉挛症、肌阵挛性、运动不能性发作及 Lennox-Gastaut 综合征（LGS）。成人常用量：起始治疗剂量为每次 0.5mg（1/4 片），每日 3 次，每 3 天增加 0.5~1mg（1/4~1/2 片），直到发作被控制或出现不良反应为止。用量应个体化，成人最大剂量每日不要超过 20mg（10 片）。幼儿和老年人对本药较敏感，初始剂量宜小，需密切关注用药后反应。避免长期大量使用而成瘾，长期使用需逐渐减量。

扑米酮（Primidone，PRM）：与在体内的主要代谢产物苯巴比妥共同发挥作用。在治疗浓度时可降低谷氨酸的兴奋作用、加强 γ- 氨基丁酸的抑制作用，抑制中枢神经系统单突触和多突触传递，导致整个神经细胞兴奋性降低，提高运动皮质电刺激阈，使发作阈值提高，还可以抑制致痫灶放电的传播。8 岁以上及成人常用量：起始剂量 50mg，睡前服用，3 日后改为每日 2 次，一周后改为每日 3 次，第 10 日开始改为 0.25g（1 片），每日 3 次，总量不超过每日 1.5g（6 片）；维持量一般为 0.25g（1 片），每日 3 次。该药个体差异较大，应进行扑米酮及其代谢产物苯巴比妥的血药浓度监测。用药期间应注意检查血细胞计数。

氯巴占（CLB）：氯巴占是 1,5- 苯二氮䓬类药物，其确切作用机制尚不完全清楚，但认为与其与 GABA 受体的苯二氮䓬位点结合而增强 GABA 能神经传递有关。适用于 2 岁及以上 Lennox–Gastaut 综合征患者癫痫发作的联合治疗。每日剂量 5mg 时可单次服用，超过 5mg 应分 2 次服用。用药初期（前 8 周或重新用药时）应密切监测严重皮肤反应的表现，第一次出现皮疹时应停止用药，除非明确与药物无关。用药期间需评估滥用、误用和成瘾的风险。长期用药突然停药可能出现戒断症状。

拉莫三嗪（LTG）：是一种电压门控式钠离子通道的应用依从性阻滞剂。在培养的神经细胞中，可持续反复放电产生一种钠通道电压依从性阻滞，同时抑制病理性谷氨酸（对癫痫发作起关键作用）释放，也抑制谷氨酸诱发的动作电位的暴发。成人及 12 岁以上儿童：本品单药治疗的初始剂量是 25mg，每日 1

次，连服两周；随后用50mg，每日1次，连服两周。此后，每1~2周增加剂量，最大增加量为50~100mg，直至达到最佳疗效。通常维持剂量为100~200mg/d。与丙戊酸钠联合用药时初始剂量及增量幅度要降低。用药初期需警惕严重皮肤反应（大多发生在用药前8周），若有严重的皮肤反应症状或体征出现，应立即停止用药并考虑采用替代疗法。用药期间应注意皮肤、精神方面的变化。

左乙拉西坦（LEV）：目前该药物有片剂、口服溶液及针剂。左乙拉西坦是一种吡咯烷酮衍生物。成人（≥18岁）和体重≥50kg的青少年（12~17岁）：起始治疗剂量为每次500mg，每日2次。根据临床效果及耐受性，每日剂量可增加至每次1500mg，每日2次。剂量的变化应每2~4周增加或减少500mg，每日2次。老年人（≥65岁）根据肾功能状况，调整剂量。用药期间应监测全血细胞计数及肾功能。

奥卡西平（OXC）：奥卡西平300mg相当于卡马西平200mg。奥卡西平主要由其10–单羟基代谢物（MHD）发挥作用。奥卡西平及MHD的作用机制尚不明确，但体外电生理研究提示，奥卡西平及MHD可阻断电压敏感的钠离子通道，稳定处于高度兴奋状态的神经细胞膜，抑制神经元反复放电，减少神经冲动的突触传递。另外，奥卡西平的抗惊厥作用还与增加钾离子电导和调节高电压激活的钙通道有关。起始剂量可以为一天 600mg［8~10mg/（kg·d）］，分两次给药。此后，应每隔一个周增加剂量，每次增加不超过 600mg。每日维持剂量范围在 600~2400mg，绝大多数患者对每日 900mg 的剂量即有效果。肾功能损害的患者（肌酐清除率 <30ml/min），起始剂量应该是常规剂量的一半（300mg/d），并且增加剂量时间间隔不得少于一周，且要监测电解质水平，谨防低钠血症的发生。

托吡酯（TPM）：托吡酯可阻断神经元持续去极化导致的反复电位发放，此作用有时间依赖性，表明托吡酯可以状态依赖性地阻断钠通道。托吡酯可以增加 γ- 氨基丁酸（GABA）激活 $GABA_A$ 受体的频率，加强 GABA 诱发的氯离子内流进入神经元，表明托吡酯可增强抑制性中枢神经递质的作用。成人起始剂量为 25mg/d，每周加药一次，每次 25mg，直至症状控制。通常维持剂量为 100~200mg/d。用药期间应注意食欲、视觉改变、语言障碍（尤其是儿童患者）、少汗及皮温升高（尤其是儿童患者）等，注意监测肾结石、代谢性酸中毒等相关临床表现。

唑尼沙胺（ZNS）：是一种磺胺类抗癫痫药，可能综合了多种作用机制，主要对电压依赖性钠通道以及对 T 型钙通道的阻滞作用。用于成人癫痫部分性发作的添加治疗。初始剂量应为每日 100mg，分 2 次服用。两周后可增至 200mg/d，持续两周后可以再增加至 300~400mg/d。每种剂量都要至少持续两周时间以达到稳态。通常维持剂量为 200~400mg/d。磺胺类过敏史的患者禁用，用药期间应监测皮肤、神经系统不良反应、少汗及皮温升高（尤其是儿童患者）等，注意监测肾结石、代谢性酸中毒相关临床表现。

加巴喷丁（GBP）：用于成人和 12 岁以上儿童伴或不伴继发性全身发作的部分性发作的辅助治疗。也可用于 3~12 岁儿童部分性发作的辅助治疗。对失神发作无效。加巴喷丁与其他抗癫痫药物之间无明显的相互作用，作为联合用药时不会改变其他抗癫痫药物的血浆浓度。3~12 岁的儿童：起始剂量为 10~15mg/（kg · d），分 3 次使用，约 3 天达到有效剂量。5 岁以上儿童有效剂量为 25~35mg /（kg · d），分 3 次使用。3~4 岁儿童有效剂量为 40mg /（kg · d），每日 3 次。如有必要，可增加为 50mg /（kg · d）。12 岁以上患者：给药第一日每日 1 次，每次 0.3g；第二日为每日 2 次，每次 0.3g，第三日为每日 3 次，每次 0.3g，之后维持此剂量服用。部分患者在用药剂量达每日 2.4g 仍能耐受，但每日 2.4g 以后剂量的安全性尚不确定。需要根据患者肾功能情况对加巴喷丁进行剂量调整。用药期间嗜睡 / 镇静和头晕较为常见，儿童多见神经精神不良反应如情绪不稳（行为问题）；敌意，包括攻击行为；思维障碍，包括精神不易集中和在校表现改变及运动过度（坐立不安、活动过度）。急性胰腺炎患者禁服加巴喷丁。

非氨酯（FBM）：又称非尔氨酯，通过调节NMDA受体减少谷氨酸能传递，此外还可以影响GABA受体以及对电压门控钠通道和钙通道产生抑制作用。一般仅用于对其他抗癫痫药物无效的Lennox-Gastaut综合征的辅助治疗。14岁以上及成人一般剂量为3600mg/d。作为单药治疗：尚未被系统地评估为初始单药治疗。起始剂量为1200mg/d，每日3次或4次。根据临床反应每2周增加600~2400mg/d，最大可增加至3600mg/d。辅助治疗：日剂量1200mg，每日3~4次，同时减少20%其他抗癫痫药物应用以尽量减少药物相互作用引起的副作用，注意监测苯妥英钠、丙戊酸、苯巴比妥和卡马西平及其代谢物的血浆浓度。2~14岁Lennox-Gastaut综合征治疗：日剂量15mg/kg，每日3~4次，同时减少20%其他抗癫痫药物的使用。每周增加剂量范围15~45mg/（kg·d）。用药期间监测肝功能及血常规。

氨己烯酸（VGB）：天然神经递质γ-氨基丁酸（GABA）的化学结构类似物，通过上调GABA浓度发挥抗癫痫作用。用于婴儿痉挛症。当潜在获益大于潜在视力损伤风险时，本品用于1个月到2岁痉挛症患儿的单药治疗。初始剂量按50mg/（kg·d）分两次服用（25mg/kg，每日2次）；随后每隔3日可按照25~50mg/（kg·d）递增，最大剂量为150mg/（kg·d），分两次服用（每日 2 次，每次 75mg/kg）。用药时需定期进行眼科检测，谨防永久性视力损伤。其他较为重要的不良反应还包括婴儿磁共振成像（MRI）异常、神经毒性、自杀行为和意念、贫血症、嗜睡和疲劳、周围神经疾病、体重增加及水肿等。

拉考沙胺（LCS）：在人体中发挥抗癫痫作用的确切机制尚未充分阐明。体外电生理研究显示，拉考沙胺可选择性地增强电压门控钠通道的缓慢失活，从而稳定过度兴奋的神经元细胞膜并抑制神经元反复放电。推荐起始剂量为每次 50mg，每日 2 次，一周后应增加至每次 100mg，每日 2 次的初始治疗剂量。通常维持剂量为 200mg/d，不超过 400mg/d。肝肾功能受损患者需调整药物剂量。该药物口服生物利用度约为 100%。已知有二度或三度房室传导阻滞者禁用。用药期间注意 P–R 间期延长相关症状以及复视、视物模糊等眼部症状。

吡仑帕奈（PER）：有片剂、口服混悬液两种剂型，是突触后神经元离子型 α– 氨基 –3– 羟基 –5– 甲基 –4– 异噁唑丙酸（AMPA）谷氨酸受体的非竞争性拮抗剂。适用于成人和 4 岁及以上儿童癫痫部分性发作患者（伴有或不伴有继发全面性发作）的治疗。起始剂量为 2mg/d（4ml/d）。可根据临床反应及耐受性以每次 2mg（4ml）的增量来增加剂量，每次加量间隔至少 1 周或 2 周（具体间隔时间按照合并药物半衰期考虑），使维持剂量达到4~8mg/d（16ml/d）。同时使用抗癫痫药（卡马西平、奥卡西平、苯妥英钠）促进该药物代谢。肝功能受损时需调整剂量。用药后注意精神状态和跌倒症状。

普瑞巴林（PGB）：普瑞巴林与中枢神经系统组织中$\alpha 2-\delta$位点（电压门控钙通道的一个辅助性亚基）有高度亲和力。适用于成人部分性癫痫发作的添加治疗。推荐起始剂量为150mg/d。有效剂量为150~600mg/d，分2~3次服用。根据患者对普瑞巴林的应答和耐受性，日剂量最大为600mg。普瑞巴林的疗效和不良反应与剂量相关。用药时需监测肾功能、胃肠功能、体重。

布立西坦：又称布瓦西坦，有片剂、口服液及注射剂3种剂型。其发挥其抗惊厥作用的确切机制尚不清楚。布瓦西坦对脑内突触囊泡蛋白2A（SV2A）具有高度的选择性亲和性，这可能有助于抗惊厥作用。用于16岁及以上癫痫患者部分性发作的单药治疗和辅助治疗。成人（16岁及以上）：单药或辅助治疗的推荐起始剂量为50mg，每日2次（100mg/d）。根据个体患者耐受性和治疗反应，剂量可调整至25mg，每日2次（50mg/d）或100mg，每日2次（200mg/d）。最常见的不良反应有嗜睡、镇静、头晕、疲劳、恶心呕吐等，其他还应注意自杀行为和意念、精神症状及异常行为、支气管痉挛、血管性水肿等。

卢非酰胺（RUF）：虽然卢非酰胺的作用机制尚不确定，但从体外试验结果看，主要是电位依赖性钠通道的作用。适用于1岁以上儿童及成人Lenox-Gastaut综合征相关癫痫发作的辅助治疗。1岁以上儿童起始日剂量为10mg/kg，分2次服用，每隔一天增加10mg/kg，直至最大剂量45mg/（kg·d），每日不超过3200mg。成人每日400~800mg，分2次服用，每隔一天增加400~800mg直至每日3200mg。家族性短Q-T间期综合征患者禁用该药。最常见不良反应为头痛、头晕、嗜睡。用药时还应监测患者是否有新发或抑郁症恶化可能，自杀念头/行为及情绪异常改变。要谨慎与其他缩短Q-T间期的药物联合使用。

替加宾（TGB）：又称噻加宾。替加宾发挥其抗癫痫机制一般认为与体外实验中增强中枢神经系统中主要抑制性神经递质γ-氨基丁酸（GABA）活性的能力有关。适用于成人和12岁及以上儿童部分性癫痫的辅助治疗。12~18岁的青少年，起始剂量4mg，每日1次。从第2周开始增加剂量，每日总剂量可增加4mg。此后，每日总剂量可每隔一周增加4~8mg，直至达到临床反应或增加至32mg/d。每日总剂量应分2~4次服用。少数青少年患者在相对较短的时间内耐受高于32mg/d的剂量。成人起始剂量4mg，每日1次。每日总剂量可每隔一周增加4~8mg，直至达到临床反应，或增加至 56mg/d。每日总剂量应分 2~4 次服用。56mg/d 以上的剂量尚未在充分和控制良好的临床试验中进行系统评估。最常见的不良反应是头晕、虚弱 / 乏力、嗜睡、恶心、紧张、易怒、震颤、腹痛、思维异常或注意力不集中。

第二节　国内已上市药品信息

国内已上市的癫痫治疗药品信息（以原研药或常用药为代表）见表 1–2。

表 1-2　癫痫治疗药品信息

通用名	商品名	上市许可持有人	活性成分	批准文号	规格
苯妥英钠片	–	苏州弘森药业股份有限公司	苯妥英钠	国药准字 H32022528	100mg
		山西国润制药有限公司		国药准字 H14020187	50mg
磷苯妥英钠注射用浓溶液	–	西安葛蓝新通制药有限公司	苯妥英钠	国药准字 H20233274	2ml：100mg（按 $C_{15}H_{11}N_2NaO_2$ 计）
				国药准字 H20233275	10ml：500mg（按 $C_{15}H_{11}N_2NaO_2$ 计）
苯巴比妥片	–	精华制药集团股份有限公司	苯巴比妥	国药准字 H32020797	30mg
		广东邦民制药厂有限公司		国药准字 H44021835	15mg
				国药准字 H44021835	100mg
复方苯巴比妥溴化钠片	治痫灵	吉林省中研药业有限公司	苯巴比妥	国药准字 H22025189	苯巴比妥 30mg，溴化钠 100mg，丹参 60mg，黄花败酱 10mg，缬草流浸膏 10mg，珍珠母 80mg，樟脑 8mg，冰片 2mg

续表

通用名	商品名	上市许可持有人	活性成分	批准文号	规格
苯巴比妥钠注射液	–	哈药集团三精制药有限公司	苯巴比妥	国药准字 H23021167	1ml：0.1g
卡马西平片	得理多	北京诺华制药有限公司	卡马西平	国药准字 H11022279	0.2g
	–	上海复旦复华药业有限公司		国药准字 H31021366	0.1g
卡马西平缓释胶囊	粒珍	天方药业有限公司	卡马西平	国药准字 H20020429	0.1g
卡马西平缓释片（Ⅱ）	–	上海上药中西制药有限公司	卡马西平	国药准字 H20223525	200mg
卡马西平胶囊	–	石家庄四药集团有限公司	卡马西平	国药准字 H13022515	0.2g
丙戊酸钠片	–	山东方明药业集团股份有限公司	丙戊酸钠	国药准字 H37022627	0.2g
		湖南省湘中制药有限公司		国药准字 H43020873	0.1g

续表

通用名	商品名	上市许可持有人	活性成分	批准文号	规格
丙戊酸钠缓释片（Ⅰ）	德巴金	赛诺菲（杭州）制药有限公司	丙戊酸钠	国药准字 HJ20171272	0.5g
丙戊酸钠口服溶液	德巴金	赛诺菲（杭州）制药有限公司	丙戊酸钠	国药准字 HJ20170307	300ml：12g
丙戊酸钠糖浆剂	–	湖南省湘中制药有限公司	丙戊酸钠	国药准字 H43021873	100ml：5g
丙戊酸镁缓释片	–	湖南省湘中制药有限公司	丙戊酸钠	国药准字 H20030537	0.25g
丙戊酸钠注射用浓溶液	–	海南倍特药业有限公司	丙戊酸钠	国药准字 H20223880	3ml：0.3g（按 $C_8H_{15}NaO_2$ 计）
		广州瑞尔医药科技有限公司		国药准字 H20223575	5ml：0.5g（按 $C_8H_{15}O_2$ 计）
		成都苑东生物制药股份有限公司		国药准字 H20223266	10ml：1.0g（按 $C_8H_{15}NaO_2$ 计）

续表

通用名	商品名	上市许可持有人	活性成分	批准文号	规格
注射用丙戊酸钠	德巴金	赛诺菲（杭州）制药有限公司	丙戊酸钠	H20150084 等	0.4g
氯硝西泮片	–	江苏恩华赛德药业有限责任公司	氯硝西泮	国药准字 H3202050592	0.5mg
				国药准字 H32020591	2mg
氯硝西泮注射液	–	江苏朗欧药业有限公司	氯硝西泮	国药准字 H20046744	2ml：2mg 1ml：1mg
扑米酮片	–	上海新黄河制药有限公司	扑米酮	国药准字 H31021024	50mg 250mg
氯巴占片	–	宜昌人福药业有限责任公司	氯巴占	国药准字 H20223677	10mg 20mg
拉莫三嗪片	利必通	The Wellcome Foundation Limited	拉莫三嗪	国药准字 HJ20160513	50mg
				国药准字 HJ20160626	25mg
	–	昳欧医药科技（湖州）有限公司		国药准字 H20203182	100mg

续表

通用名	商品名	上市许可持有人	活性成分	批准文号	规格
拉莫三嗪分散片	–	The Wellcome Foundation Limited	拉莫三嗪	国药准字 HJ20180092	100mg
				国药准字 HJ20180093	50mg
				国药准字 HJ20180091	5mg
				国药准字 HJ20180095	25mg
				国药准字 HJ20180094	200mg
左乙拉西坦片	开浦兰	UCB Pharma S.A.	左乙拉西坦	国药准字 HJ20160251	0.5g
				国药准字 HJ20160250	0.25g
	–	浙江京新药业股份有限公司		国药准字 H20184031	1g
左乙拉西坦口服溶液	–	UCB Pharma S.A.	左乙拉西坦	国药准字 HJ20160152 等	150ml：15g

续表

通用名	商品名	上市许可持有人	活性成分	批准文号	规格
左乙拉西坦缓释片	–	宁波美诺华天康药业有限公司	左乙拉西坦	国药准字 H20234573	0.5g
左乙拉西坦注射用浓溶液	开浦兰	UCB Pharma S.A.	左乙拉西坦	国药准字 HJ20170341	5ml：500mg
	–	北京世桥生物制药有限公司		国药准字 H20223430	5ml：500mg
奥卡西平片	曲莱	北京诺华制药有限公司	奥卡西平	国药准字 HJ20171031	0.15g
				国药准字 HJ20171033	0.3g
奥卡西平口服混悬液	曲莱	北京诺华制药有限公司	奥卡西平	国药准字 HJ20140647	60mg/ml 100ml
托吡酯片	妥泰	西安杨森制药有限公司	托吡酯	国药准字 H20020557	100mg
				国药准字 H20020555	25mg
托吡酯胶囊	妥泰	Janssen–Cilag AG	托吡酯	国药准字 HJ20140023	25mg

续表

通用名	商品名	上市许可持有人	活性成分	批准文号	规格
唑尼沙胺片	–	深圳市资福药业有限公司	唑尼沙胺	国药准字 H20090252	100mg
加巴喷丁胶囊	迭力	江苏恩华药业股份有限公司	加巴喷丁	国药准字 H20051067	0.4g
	派汀	江苏恒瑞医药股份有限公司		国药准字 H20050271	0.3g
				国药准字 H20030662	0.1g
氨己烯酸口服溶液用散	维格定	Aucta Pharmaceuticals，Inc	氨己烯酸	国药准字 HJ20210049	500mg
拉考沙胺片	维派特	UCB Pharma S.A.	拉考沙胺	国药准字 HJ20191025	50mg
				国药准字 HJ20191026	100mg
拉考沙胺口服溶液	维派特	UCB Pharma S.A.	拉考沙胺	国药准字 HJ20200021 等	200ml：2g
拉考沙胺注射液	维派特	UCB Pharma S.A.	拉考沙胺	国药准字 H20190060	20ml：0.2g

续表

通用名	商品名	上市许可持有人	活性成分	批准文号	规格
吡仑帕奈片	卫克泰	Eisai Europe Limited	吡仑帕奈	国药准字 HJ20210062 等	2mg
				国药准字 HJ20210063 等	4mg
	–	江苏康缘药业股份有限公司		国药准字 H20234460	12mg
普瑞巴林胶囊	–	石家庄龙泽制药股份有限公司	普瑞巴林	国药准字 H20213702	50mg
	乐瑞卡	辉瑞制药有限公司		国药准字 J20160021	75mg
				国药准字 J20160022 等	150mg
	–	重庆赛维药业有限公司		国药准字 H20130064	100mg
普瑞巴林缓释片	–	江苏恒瑞医药股份有限公司	普瑞巴林	国药准字 H20210041	82.5mg
				国药准字 H20210042	165mg
				国药准字 H20210043	330mg

续表

通用名	商品名	上市许可持有人	活性成分	批准文号	规格
普瑞巴林口服溶液	–	四川梓橦宫药业股份有限公司	普瑞巴林	国药准字 H20223098	2%（200ml：4000mg）
		广东众生药业股份有限公司		国药准字 H20223099	2%（200ml：4000mg）
		北京柏雅联合药物研究所有限公司		国药准字 H20223099	2%（100ml：2000mg）
		贝克诺顿（浙江）制药有限公司		国药准字 H20213027	2%（473ml：9460mg）
布立西坦片	–	江西青峰药业有限公司	布立西坦	国药准字 H20244271	25mg
				国药准字 H20244272	50mg

第三节　常见的风险点管理

一、采购与贮存

药品遴选应在药事管理与药物治疗学委员会框架下实行集体决策，遵循国家法律法规和相关政策，确保药品的合法性和规范性。可从有效性、安全性、经济性、适宜性等方面综合评价。癫痫治疗药品有注射剂、口服片剂、口服胶囊剂、口服溶液等多种剂型，贮存条件多为常温、密封 / 密闭保存，不同药品对贮存的光线、温度及湿度的要求不同，口服溶液还要注意开封后的保存时限。

二、适应证

参照各药品国内批准说明书的适应证，参考《临床诊疗指南—癫痫病分册》（2023 年修订版）以及《抗癫痫发作药物联合使用中国专家共识（2024 年版）》，综合考虑患者的个体情况，选择适宜的药物。

三、禁忌证

对药品及其辅料过敏者禁用，同时兼顾特定癫痫发作类型或癫痫综合征，以及特定人群（儿童、老年人、肝肾功能不全者、妊娠期及哺乳期妇女），关注合并用药和伴随疾病相关的禁忌。

四、用法用量

参照各药品国内批准的说明书，结合《临床诊疗指南—癫痫病分册》（2023 年修订版），综合考虑患者体重、肝肾功能、合并用药等具体情况，制定个体化用药剂量。

五、药物相互作用

从药动、药效、不良反应等方面综合考虑药物相互作用，避免不良药物相互作用。同时，应考虑有些药物为酶诱导剂（如苯妥英钠、苯巴比妥、卡马西平、奥卡西平），有些药物为酶抑制剂（如丙戊酸），ASMs 之间的联合应用需要注意。

六、药品调配

药品存在“看似”“听似”等易混淆情况，调配时应注意。另外，部分 ASMs 属于精神药品，调配时需符合相关管理规定。

七、特殊患者使用管理

老年人、妊娠期及哺乳期妇女、肝肾功能不全者、儿童等在使用时需特别注意。

八、不良反应 / 不良事件及并发症

药物使用过程中可能会发生不良反应 / 不良事件，癫痫疾病进展和治疗过程也会出现并发症，治疗过程中应予以全面考虑。

九、用药教育

治疗过程中应告知患者药品使用方法、用药注意事项（可能发生的不良反应、监测指标）及生活注意事项等。另外，癫痫患者存在用药依从性不高的情况，应通过用药教育，提高依从性。在药品加量、减量、调换过程中需要向患者交代清楚具体的调整方案，确保患者知晓并能严格遵循。

2 第二章 药品遴选、采购与贮存环节风险管理

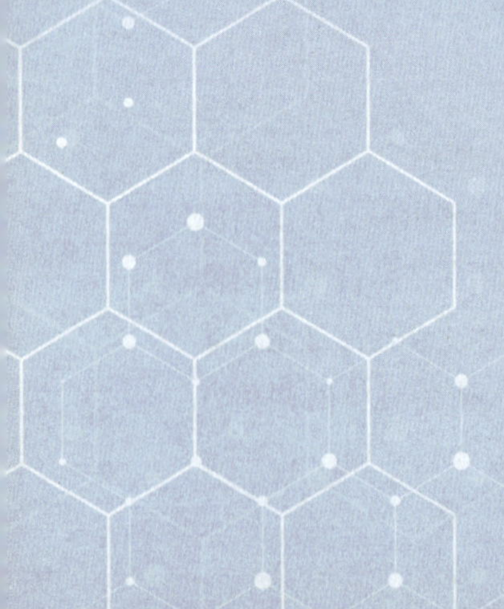

第一节 药品遴选环节

药品遴选应遵循国家法律法规和相关政策，确保药品的合法性和规范性。药品遴选应从以下五大方面来评价。

1. 药学特性

药品的临床疗效是否确切，药理作用机制、药效学研究是否明确；药品给药剂量、给药频次及使用方法是否具有临床优势，是否便于临床使用；药品贮存条件和药品效期，是否便于药品管理便利。

2. 有效性

药品在诊疗规范、临床指南、专家共识等相关权威专业资料中给出的推荐级别及临床科室使用的实际治疗效果。

3. 安全性

药品的不良反应严重程度及严重不良反应发生率，不良反应可逆性；药品在特殊人群中的使用情况；药品是否存在由于药物相互作用导致的风险事件；药品致畸性、致癌性。

4. 经济性

同通用名药品及主要适应证可替代药品的日均治疗费用的对比。

5. 其他属性

包括药品是否被最新版《国家基本药物目录》《国家基本医疗保险、工伤保险和生育保险药品目录》或地方医保药品目录收载；是否为国家集采药品、国家谈判药品；药品生产企业状况是否良好；药品应用范围是否广泛。

第二节　采购入库环节

一、采购环节

依据《药品经营质量管理规范》《药品流通监督管理办法》《医疗机构药品监督管理办法》，采购入库环节风险管理措施见表 2–1。

表 2–1　采购入库环节风险管控点

风险点描述	风险管控措施
	采购
药品采购	1. 采购人员应当具有药学或者医学、生物、化学等相关专业学历或者具有药学专业技术职称 2. 采购医疗机构使用的药品应当按照规定由专门部门通过采购平台统一采购，禁止医疗机构其他科室和医务人员自行采购

续表

风险点描述	风险管控措施
购进渠道	1. 索取、查验、保存供货企业有关证件、资料，确定供货单位的合法资格，以及所购入药品的合法性 2. 核实供货单位销售人员的合法资格 3. 与供货单位签订质量保证协议 4. 应当妥善保存首次购进药品加盖供货单位原印章的证明文件的复印件，保存期不得少于 5 年
采购票据	1. 采购药品时，企业应当向供货单位索取发票。发票应当列明药品的通用名称、规格、单位、数量、单价、金额等；不能全部列明的，应当附《销售货物或者提供应税劳务清单》，并加盖供货单位发票专用章原印章、注明税票号码。发票上的购、销单位名称及金额、品名应当与付款流向及金额、品名一致，并与财务账目内容相对应。发票按有关规定保存 2. 应当索取、留存供货单位的合法票据。合法票据包括税票及详细清单，清单上必须载明供货单位名称、药品名称、生产厂商、批号、数量、价格等内容。票据保存期不得少于 3 年 3. 建立真实完整的药品购进记录。药品购进记录必须注明药品的通用名称、生产厂商、剂型、规格、批号、生产日期、有效期、批准文号、供货单位、数量、价格、购进日期 4. 购进记录应当保存至超过药品有效期 1 年，但不得少于 3 年 5. 做到票、账、货相符
入库	
药品验收	1. 药品到货时，收货人员应当核实运输方式是否符合要求，冷藏、冷冻药品到货时，应当对其运输方式及运输过程的温度记录、运输时间等质量控制状况进行重点检查并记录。不符合温度要求的应当拒收

续表

风险点描述	风险管控措施
药品验收	2. 对照随货同行单（票）和采购记录核对药品，做到票、账、货相符 3. 验收药品应当按照药品批号查验同批号的检验报告书。供货单位为批发企业的，检验报告书应当加盖其质量管理专用章原印章。检验报告书的传递和保存可以采用电子数据形式，但应当保证其合法性和有效性 4. 按照验收规定，对每次到货药品进行逐批抽样验收
药品入库	1. 验收药品应当建立真实、完整的药品验收记录。包括药品的通用名称、剂型、规格、批准文号、批号、生产日期、有效期、生产厂商、供货单位、到货数量、到货日期、验收合格数量、验收结果等内容 2. 验收人员应当在验收记录上签署姓名和验收日期 3. 验收记录必须保存至超过药品有效期 1 年，但不得少于 3 年

注：抗癫痫药中属于第二类精神药品的如苯巴比妥、氯硝西泮、吡仑帕奈、氯巴占，采购入库环节应该符合《麻醉药品和精神药品管理条例（2016 修订）》相关要求。应当在药品库房中设立独立的专库或者专柜贮存第二类精神药品，并建立专用账册，实行专人管理。专用账册的保存期限应当自药品有效期期满之日起不少于 5 年

二、生产企业与规格

癫痫治疗用药药品生产企业与规格见表 2–2。

表 2-2 癫痫治疗药品与规格

通用名	商品名	规格	上市许可持有人	性状
苯妥英钠片		100mg	苏州弘森药业股份有限公司	白色片至类白色薄膜衣片
苯巴比妥片		15mg 100mg	广东邦民制药厂有限公司	白色片
		30mg	精华制药集团股份有限公司	白色片
苯巴比妥钠注射液		1ml：0.1g	哈药集团三精制药有限公司	无色澄明液体
卡马西平片	得理多	0.2g	北京诺华制药有限公司	白色片
卡马西平缓释胶囊	粒珍	0.1g	天方药业有限公司	胶囊剂，内容物为白色或类白色包衣小丸
丙戊酸钠片		0.2g	山东方明药业集团股份有限公司	糖衣片，除去包衣后显白色或类白色
丙戊酸钠口服溶液	德巴金	300ml：12g	赛诺菲（杭州）制药有限公司	红色澄清的黏稠液体
丙戊酸钠糖浆剂		100ml：5g	湖南省湘中制药有限公司	淡黄色澄明黏稠液体；味甜，微带涩味
丙戊酸钠缓释片（I）	德巴金	每片含 0.333g 丙戊酸钠及 0.145g 丙戊酸（相当于 0.5g 丙戊酸钠）	赛诺菲（杭州）制药有限公司	白色椭圆形薄膜衣片，两面各有一刻痕，除去薄膜衣后显白色

续表

通用名	商品名	规格	上市许可持有人	性状
注射用丙戊酸钠	德巴金	0.4g	赛诺菲（杭州）制药有限公司	白色粉末或冻干块状物
丙戊酸钠注射用浓溶液		3ml：0.3g（按 $C_8H_{15}NaO_2$ 计）	海南倍特药业有限公司	无色的澄明液体
		10ml：1.0g（按 $C_8H_{15}NaO_2$ 计）	成都苑东生物制药股份有限公司	无色的澄明液体
丙戊酸镁片		0.2g	湖南省湘中制药有限公司	白色片
丙戊酸镁缓释片		0.25g	湖南省湘中制药有限公司	白色或类白色片
乙琥胺糖浆		100ml：5g	上海信谊万象药业股份有限公司	–
氯硝西泮片		2mg 0.5mg	江苏恩华赛德药业有限责任公司	白色或类白色片
氯硝西泮注射液		2ml：2mg 1ml：1mg	江苏朗欧药业有限公司	无色或微黄绿色的澄明液体
扑米酮片		250mg 50mg	上海新黄河制药有限公司	白色片
氯巴占片		10mg 20mg	宜昌人福药业有限责任公司	白色椭圆形片

续表

通用名	商品名	规格	上市许可持有人	性状
拉莫三嗪片	利必通	25mg 50mg	The Wellcome Foundation Limited	淡黄棕色方圆形片
拉莫三嗪分散片		5mg 25mg 50mg 100mg 200mg	The Wellcome Foundation Limited	5mg 规格：白色或类白色非刻痕片，表面可能有轻微斑点，细长、双凸，具有黑醋栗香味 25mg 规格、50mg 规格、100mg 规格、200mg 规格：白色或类白色非刻痕片，表面可能有轻微斑点，多面、超椭圆形，具有黑醋栗香味
左乙拉西坦片	开浦兰	0.25g 0.5g	UCB Pharm S.A.	蓝色（0.25g）或黄色（0.5g）椭圆形薄膜包衣片，片剂单面有刻痕，除去包衣后均显白色
左乙拉西坦口服溶液		10%	UCB Pharma S.A.	无色或几乎无色澄清液体

续表

通用名	商品名	规格	上市许可持有人	性状
左乙拉西坦缓释片		0.5g	宁波美诺华天康药业有限公司	白色或类白色片
左乙拉西坦注射用浓溶液	开浦兰	5ml：500mg	UCB Pharma S.A.	无色澄明液体
奥卡西平片	曲莱	0.15g 0.3g	北京诺华制药有限公司	浅灰绿色（0.15g）、黄色（0.3g）椭圆形薄膜衣片，除去薄膜衣显白色或类白色。
奥卡西平口服混悬液	曲莱	60mg/ml	北京诺华制药有限公司	白色至淡棕色或淡红色均匀的乳状混悬液；有水果香味
托吡酯片	妥泰	25mg 100mg	西安杨森制药有限公司	薄膜衣片，除去包衣后显白色或类白色
托吡酯胶囊	妥泰	25mg	Janssen–Cilag AG	硬质明胶胶囊，明胶胶囊为白色和透明色，内装有白色或类白色托吡酯包衣小球
唑尼沙胺片		100mg	深圳市资福药业有限公司	薄膜衣片，除去薄膜衣后为白色或类白色片
加巴喷丁胶囊	派汀	0.1g 0.3g	江苏恒瑞医药股份有限公司	白色或类白色粉末或颗粒

续表

通用名	商品名	规格	上市许可持有人	性状
氨己烯酸口服溶液用散	维格定	500mg	Aucta Pharma-ceuticals,Inc	白色或类白色粉末
拉考沙胺片	维派特	50mg 100mg	UCB Pharma SA	薄膜衣片，除去包衣后显白色至类白色
拉考沙胺口服溶液	维派特	200ml：2g	UCB Pharma SA	无色至黄色或黄棕色的轻度黏稠的澄明液体，具特有的水果气味
拉考沙胺注射液	维派特	20ml：0.2g	UCB Pharma SA	无色澄明液体
吡仑帕奈片	卫克泰	2mg 4mg	Eisai Europe Limited	橙色（2mg规格）或红色（4mg规格）的薄膜衣片，除去包衣后显白色或类白色
普瑞巴林胶囊	乐瑞卡	75mg 150mg	辉瑞制药有限公司	胶囊剂，内容物为白色至类白色粉末
普瑞巴林口服溶液		2%（473ml：9460mg）	贝克诺顿（浙江）制药有限公司	无色澄清液体，气香

第三节　贮存环节

一、保存条件

国内癫痫治疗药品贮存条件大多要求密封 / 密闭保存，对贮存的光线、温度及湿度的要求不同，具体要求见表 2–3。

二、有效期

医院药库、药房贮存及临床科室备用该类药品应严格按照药品说明书规定的贮存条件存储，确保药品在有效期内使用。药品贮存数量应根据临床使用需求而定。

表 2-3　药品保存条件与有效期

药品	光线	温度	湿度	有效期	其他特殊说明
苯妥英钠片	遮光	–	–	24 个月	密闭保存
苯巴比妥片	–	10~30℃	–	36 个月	密封保存
苯巴比妥钠注射液	–	–	–	18 个月	密闭保存

续表

药品	光线	温度	湿度	有效期	其他特殊说明
卡马西平片	遮光	–	–	60 个月	密封保存
卡马西平缓释胶囊	遮光	–	–	暂定 2 年	密闭保存
丙戊酸钠片	–	–	干燥	36 个月	密封保存
丙戊酸钠口服溶液	避光	20℃以下	–	36 个月	密闭保存，远离儿童放置
丙戊酸钠糖浆	–	–	–	暂定 24 个月	密封保存
丙戊酸钠缓释片（Ⅰ）	–	25℃以下	干燥	36 个月	密封保存
注射用丙戊酸钠	–	25℃以下	–	36 个月	–
丙戊酸钠注射用浓溶液	–	30℃以下	–	24 个月	密闭保存，不得冷冻
丙戊酸镁片	–	–	干燥	36 个月	密封保存
丙戊酸镁缓释片	–	–	干燥	36 个月	密封保存
氯硝西泮片	–	–	–	24 个月	密封保存
氯硝西泮注射液	遮光	–	–	24 个月（2ml：2mg）30 个月（1ml：1mg）	密闭保存
扑米酮片	遮光	–	–	36 个月	密封保存

续表

药品	光线	温度	湿度	有效期	其他特殊说明
氯巴占片	–	25℃以下	–	12 个月	密封保存
拉莫三嗪片	–	30℃以下	干燥	36 个月	–
拉莫三嗪分散片	–	30℃以下	–	36 个月	密封保存
左乙拉西坦片	–	30℃以下	–	36 个月	–
左乙拉西坦口服溶液	–	25℃以下	–	36 个月（未开封产品）7 个月（第一次开封后）	密闭保存
左乙拉西坦缓释片	–	25℃以下	–	24 个月	密封保存
左乙拉西坦注射用浓溶液	–	30℃以下	–	30 个月	密闭保存
奥卡西平片	–	30℃以下	–	36 个月	密封保存
奥卡西平口服混悬液	避光	30℃以下	–	36 个月	应在开启后 7 周内用完，避免儿童误取
托吡酯片	避光	室温	干燥	36 个月	密闭保存
托吡酯胶囊	–	25℃以下	干燥	24 个月	密闭保存
唑尼沙胺片	–	30℃以下	–	24 个月	密封保存
加巴喷丁片	–	–	–	24 个月	密闭保存

续表

药品	光线	温度	湿度	有效期	其他特殊说明
加巴喷丁胶囊	–	–	–	36 个月	密封保存
氨己烯酸口服溶液用散	–	–	干燥	36 个月	密封保存
拉考沙胺片	–	30℃以下	–	60 个月	密闭保存，避免儿童误取
拉考沙胺口服溶液	–	30℃以下	–	36 个月（未开封产品）2 个月（第一次开封后）	密闭保存，请勿冷藏，避免儿童误取
拉考沙胺注射液	–	25℃以下	–	36 个月	密闭保存，避免儿童误取
吡仑帕奈片	–	30℃以下	–	48 个月	密闭保存
普瑞巴林胶囊	–	–	–	36 个月	密封保存
普瑞巴林口服溶液	–	30℃以下	–	12 个月 45 天以内（开封后）	密封保存
伊来西胺片	遮光	–	–	36 个月	密封保存

3

第三章

临床使用环节风险管理

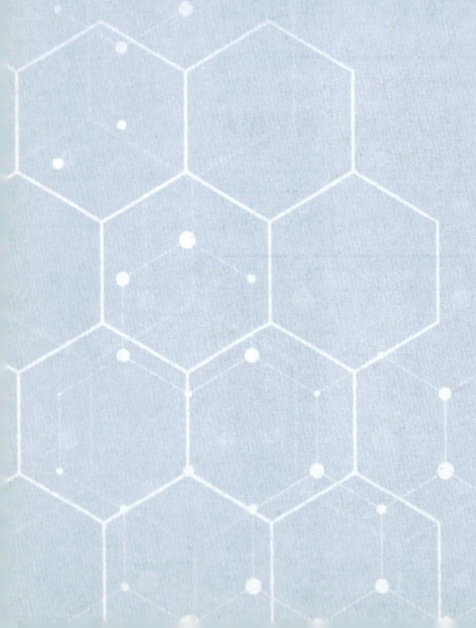

第一节 适用人群

一、适应证

药品适应证主要参照我国已批准的药品说明书（国家药品监督管理局版本）；风险点描述主要为某些抗癫痫药物可能加重的特定癫痫发作类型或癫痫综合征，以及特殊人群、肝肾功能不全、合并某些疾病时的用药禁忌。对此提出相应的建议和风险管控措施。对于某些抗癫痫药物的超适应证使用，主要参考2023年版《临床诊疗指南—癫痫病分册》，以及2024年发布的《抗癫痫发作药物联合使用中国专家共识》的建议。抗癫痫药物的适应证及风险管理见表3–1。

表 3-1 抗癫痫药物适应证及风险管理

适应证	风险点描述	风险管控措施
苯妥英钠片		
1. 适用于治疗全身强直－阵挛性发作、复杂部分性发作（精神运动性发作、颞叶癫痫）、单纯部分性发作（局限性发作）和癫痫持续状态 2. 也可用于治疗三叉神经痛，隐性营养不良型大疱性表皮松解，发作性舞蹈手足徐动症，发作性控制障碍（包括发怒、焦虑和失眠的兴奋过度等的行为障碍疾病），肌强直症及三环类抗抑郁药过量时心脏传导障碍等 3. 也适用于洋地黄中毒所致的室性及室上性心律失常，对其他各种原因引起的心律失常疗效较差	本品可能会加重以下发作类型或癫痫综合征：全面性强直－阵挛发作、失神发作、肌阵挛发作、其他失神综合征、青少年肌阵挛癫痫、Dravet 综合征、肌阵挛－失张力癫痫、特发性全面性癫痫；有酶诱导作用，可对某些诊断产生干扰，如地塞米松试验，甲状腺功能试验，使血清碱性磷酸酶、丙氨酸氨基转移酶、血糖浓度升高	参照“适应证”一栏选择本品；若发作类型为“风险点描述”中所列，应避免选用；排除对乙内酰脲类药有过敏史或阿斯综合征、二至三度房室阻滞、窦房结阻滞、窦性心动过缓等心功能损害者后使用。用药前及期间密切监测发作控制情况、血常规、肝功能、血钙、血糖、口腔、脑电图、甲状腺功能、血药浓度
苯巴比妥片		
1. 主要用于治疗焦虑、失眠（用于睡眠时间短早醒患者）、癫痫及运动障碍 2. 是治疗癫痫大发作及局限性发作的重要药物 3. 也可用作抗高胆红素血症药及麻醉前用药	癫痫合并以下疾病如认知功能障碍、抑郁症 ± 行为/心理异常、肝脏疾病时，使用本品可能会加重后者的病情	参照“适应证”一栏选择本品；若合并“风险点描述”中所列疾病，应避免选用；用药前评估患者神志、意识、认知、记忆力、监测肝功能后决定是否启用苯巴比妥；用药期间密切监测发作控制情况、血药浓度、认知功能和肝功能

续表

适应证	风险点描述	风险管控措施
复方苯巴比妥溴化钠片		
用于癫痫与神经官能症等	同“苯巴比妥片”	同“苯巴比妥片”
苯巴比妥钠注射液		
治疗癫痫，对全身性及部分性发作均有效，一般在苯妥英钠、卡马西平、丙戊酸钠无效时选用。也可用于其他疾病引起的惊厥及麻醉前给药	同“苯巴比妥片”	同“苯巴比妥片”
卡马西平片		
用于以下癫痫发作类型：①复杂部分性发作和简单部分性发作；②原发或继发性全身强直-阵挛性发作；③混合型发作。可单独或与其他抗癫痫药物合并服用。对失神发作和肌阵挛发作无效。用于三叉神经痛：由多发性硬化症引起或原发性三叉神经痛。用于原发性舌咽神经痛	可能会加重以下发作类型或癫痫综合征：Lennox-Gastaut综合征、Dravet综合征、癫痫性脑病伴慢波睡眠期持续棘慢波、Landau-Kleffner综合征、肌阵挛-失张力癫痫；癫痫合并以下疾病如步态障碍、心律失常、肝脏疾病、血液病、低钠血症时，使用本品可能会加重后者的病情；可能会引起严重的皮肤反应、再生障碍性贫血、粒细胞缺乏症	参照“适应证”一栏选择本品；若发作类型或合并“风险点描述”中所列疾病，应避免选用；用药前排除步态障碍、心律失常、血液疾病后，监测血液学、心率、肝功能、血钠后决定是否启用卡马西平；用药前咨询既往有无严重皮肤反应并测定HLA-B1502等位基因，结果阴性后使用；用药期间密切监测发作控制情况、血药浓度、血液学变化、肝功能、血钠

续表

适应证	风险点描述	风险管控措施
丙戊酸钠片、丙戊酸钠缓释片（Ⅰ）、丙戊酸钠口服溶液、丙戊酸钠糖浆剂、丙戊酸镁缓释片		
1. 既可作为单药治疗，也可作为添加治疗 2. 用于治疗全面性癫痫：包括失神发作、肌阵挛发作、强直阵挛发作、失张力发作及混合型发作，特殊类型综合征（West，Lennox–Gastaut综合征）等 3. 用于治疗部分性癫痫：局部癫痫发作，伴有或不伴有全面性发作	可能会加重线粒体脑肌病、遗传性疾病、肝性脑病所致的癫痫发作或癫痫持续状态；癫痫合并以下疾病如震颤、血液症，骨质疏松症、肝脏疾病时，使用本品可能会加重后者的病情；本品具有致畸性，包括神经管缺陷，其他主要畸形和智力商数值降低；诱发胰腺炎；具有肝毒性，尤其对2岁以下儿童具有更高的致命性肝毒性	参照"适应证"一栏选择本品；若发作类型或合并"风险点描述"中所列疾病，应避免选用；用药前排除震颤、血液疾病、胰腺炎和骨质疏松后，监测肝功能，决定是否启用丙戊酸；禁用于哺乳期妇女和慎用于2岁以下儿童，除非无其他疗效等同的替代药物；用药期间密切监测发作控制情况、肝功能、血药浓度
丙戊酸钠注射用浓溶液、注射用丙戊酸钠		
本品用于治疗癫痫，在成人和儿童中，当暂时不能使用口服剂型时，用于替代口服剂型	同"丙戊酸钠片、丙戊酸钠缓释片（Ⅰ）、丙戊酸钠口服溶液、丙戊酸钠糖浆剂、丙戊酸镁缓释片"	同"丙戊酸钠片、丙戊酸钠缓释片（Ⅰ）、丙戊酸钠口服溶液、丙戊酸钠糖浆剂、丙戊酸镁缓释片"
氯硝西泮片		
主要用于控制各型癫痫，尤适用于失神发作、婴儿痉挛症、肌阵挛性、运动不能性发作及Lennox–Gastaut综合征	可加重以下疾病病情：急性乙醇中毒患者、重度重症肌无力、急性闭角型青光眼、低蛋白血症时、多动症者、严重慢性阻塞性肺部病变，抑制外科或长期卧床患者的咳嗽反射，老年人及婴幼儿中枢神经系统对本品敏感	参照"适应证"一栏选择本品；慎用于"风险点描述"中所列疾病或人群；妊娠期妇女、哺乳期妇女、新生儿禁用；用药期间密切监测呼吸、心率、血压

续表

适应证	风险点描述	风险管控措施
氯硝西泮注射液		
本品适用于2岁及以上Lennox-Gastaut综合征（LGS）患者癫痫发作的联合治疗	同“氯硝西泮片”	同“氯硝西泮片”
扑米酮片		
1. 用于癫痫强直阵挛性发作（大发作），单纯部分性发作和复杂部分性发作的单药或联合用药治疗 2. 也用于特发性震颤和老年性震颤的治疗	癫痫合并抑郁症 ± 行为/心理异常时，使用本品可能会加重后者的病情	参照“适应证”一栏选择本品；若同时合并“风险点描述”中所列疾病，应避免选用本品；用药期间监测血细胞计数，扑米酮及其代谢产物苯巴比妥的血药浓度，认知功能、精神状态
氯巴占片		
本品适用于2岁及以上Lennox-Gastaut综合征（LGS）患者癫痫发作的联合治疗	与阿片类药物同时使用，可能会导致镇静过度、呼吸抑制、昏迷甚至死亡；使用本品有滥用、误用和成瘾的风险，可能导致用药过量或死亡；具有依赖和戒断反应；使用本品，可能出现自杀想法或行为；本品是一种弱CYP3A4酶诱导剂，因部分激素类避孕药经过CYP3A4酶代谢，使用氯巴占可能会降低其药效	参照“适应证”一栏选择本品；仅当其他治疗方案不充分时，方可将本品与阿片类药物同时使用，应选择最低有效剂量和最短同时用药时间，告知患者和其看护人员有关呼吸抑制和镇静的风险；在应用本品前及整个用药过程中，使用标准化筛查工具评估患者的滥用、误用和成瘾的风险，为患者开具最低有效剂量的处方；避免或尽量减少同时使用中枢

续表

适应证	风险点描述	风险管控措施
		神经系统抑制剂和其他与滥用、误用和成瘾有关的物质（如阿片类镇痛药、兴奋剂）；建议患者正确处置未使用的药物。如怀疑存在药物滥用，应评估患者并为其提供（或推荐）早期治疗；使用逐渐减量的方法来停用本品或减少剂量，以降低戒断反应；使用药物期间密切监测患者呼吸抑制、嗜睡和镇静的体征和症状，有无皮肤反应，是否出现抑郁、自杀的想法或行为及是否恶化，或任何情绪或行为的异常变化。在使用氯巴占时，建议使用其他非激素避孕方式
拉莫三嗪片、拉莫三嗪分散片		
1. 对 12 岁以上儿童及成人的单药治疗：①简单部分性发作；②复杂部分性发作；③继发性全身强直－阵挛性发作；④原发性全身强直－阵挛性发作。目前暂不推荐对 12 岁以下儿童采用单药治疗，因为尚未得到对这类特殊目标人群所进行的对照试验的相应数据	可能加重肌阵挛发作和 Dravet 综合征；在本品治疗初期，易引起皮疹，出现以上任何症状均因立即报告医生；本品可能减缓心室传导（QRS 增宽）并产生致心律失常作用，本品与其他钠通道阻滞剂合并用药可能会进一步增加致心律失常风险	参照“适应证”一栏选择本品；若发作类型为“风险点描述”中所列，应避免选用本品；应告知患者可能出现严重皮疹或其他过敏反应体征或症状（如发热、淋巴结病），检测检测 HLA 基因，若突变避免使用；为降低皮疹发生危险，初始剂量和随

续表

适应证	风险点描述	风险管控措施
2. 用于2岁以上儿童及成人的添加疗法：①简单部分性发作；②复杂部分性发作；③继发性全身强直－阵挛性发作；④原发性全身强直－阵挛性发作。也可用于治疗合并有Lennox-Gastaut综合征的癫痫发作		后递增剂量严格按照说明书推荐；用药前，仔细权衡拉莫三嗪对心律失常患者的治疗获益与严重或致死性心脏事件的潜在风险
左乙拉西坦片		
1. 用于成人及4岁以上儿童癫痫患者部分性发作（伴或不伴继发性全面性发作）的治疗 2. 用于成人及16岁以上青少年癫痫患者全面性强直阵挛发作的加用治疗	癫痫合并抑郁症 ± 行为/心理异常时，使用本品可能会加重后者的病情，增加自杀念头或行为的风险	参照“适应证”一栏选择本品；若合并“风险点描述”中所列疾病，在权衡自杀念头或行为的风险与未治疗疾病的风险后决定使用药物。用药期间密切监测发作控制情况，监测自杀念头或行为和（或）情绪或行为的任何异常变化的出现或恶化
左乙拉西坦缓释片		
适用于12岁及以上的癫痫患者部分性发作的加用治疗	同“左乙拉西坦片”	同“左乙拉西坦片”
左乙拉西坦口服溶液10%		
用于成人、儿童及一个月以上婴幼儿癫痫患者部分性发作的加用治疗	同“左乙拉西坦片”	同“左乙拉西坦片”

续表

适应证	风险点描述	风险管控措施
左乙拉西坦注射用浓溶液		
用于成人及4岁以上儿童癫痫患者部分性发作（伴或不伴继发性全面性发作）的加用治疗。本品可在患者暂时无法应用口服制剂时替代给药	同"左乙拉西坦片"	同"左乙拉西坦片"
奥卡西平片		
适用于治疗原发性全面性强直-阵挛性发作和部分性发作，伴有或不伴有继发性全面性发作。适用于成年人和5岁以及5岁以上儿童	可能加重以下发作类型或综合征：全面性强直-阵挛发作同时存在失神或肌阵挛发作或临床怀疑青少年肌阵挛性癫痫（JME）儿童失神癫痫、青少年失神癫痫或其他失神综合征、强直或失张力发作、JME、特发性全面性癫痫、儿童良性癫痫伴中央颞区棘波、Panayiotopoulos综合征或晚发性儿童枕叶癫痫（Gastaut型）、Lennox-Gastaut综合征、Dravet综合征、癫痫性脑病伴慢波睡眠期持续棘慢波、Landau-Kleffner综合征、肌阵挛-失张力癫痫；引起血钠降低；引起房室传导阻滞	参照"适应证"一栏选择本品；若发作类型为"风险点描述"中所列类型，应避免选用；房室传导阻滞患者禁用；用药前及用药期间密切监测发作控制情况、血钠，必要时用药前检测HLA基因型，若有突变，避免使用

续表

适应证	风险点描述	风险管控措施
奥卡西平口服混悬液		
适用于治疗原发性全面性强直–阵挛发作和部分性发作，伴有或不伴有继发性全面性发作。适用于成年人和2岁以上儿童	同“奥卡西平片”	同“奥卡西平片”
托吡酯片		
用于初诊为癫痫的患者的单药治疗或曾经合并用药现转为单药治疗的癫痫患者。本品用于成人及2~16岁儿童部分性癫痫发作的加用治疗	癫痫合并以下疾病：认知功能障碍、抑郁症±行为/心理异常、肾结石、青光眼、中暑、骨质疏松症，使用本品可能会加重后者的病情；可能引起高氯血症、正常阴离子间隙型代谢性酸中毒（即在没有慢性呼吸性碱中毒情况下，血清碳酸氢盐低于正常参考值）；本品对胎儿存在潜在危害	参照“适应证”一栏选择本品；若合并“风险点描述”中所列疾病，应避免选用；治疗前及治疗期间定期监测血清碳酸氢盐，若发生并持续存在代谢性酸中毒，应该考虑降低剂量或者停用（采用剂量递减方法）本品。若判断患者在突发持续性酸中毒的情况下继续使用本品，应考虑碱化疗法；监测是否发生或者加重抑郁、自杀意念或者行为和（或）任何情绪或行为的异常改变；仅在潜在获益大于风险时才能在妊娠期使用本品，并告知患者对胎儿的潜在危害；用药期间密切监测发作控制情况及血氨浓度

续表

适应证	风险点描述	风险管控措施
托吡酯胶囊		
本品用于成人及2~16岁儿童部分性癫痫发作的加用治疗		
唑尼沙胺片		
成人癫痫部分性发作的添加治疗	癫痫合并以下疾病：认知功能障碍、抑郁症±行为/心理异常、肾结石、中暑、骨质疏松症，使用本品可能会加重后者的病情；本品是一种磺酰胺类药物，可能会发生磺酰胺类药物的潜在致命性反应，如严重皮肤反应、血液事件如再生障碍性贫血、粒细胞缺乏症，致畸性	参照“适应证”一栏选择本品；若合并“风险点描述”中所列疾病，应避免选用；对磺酰胺类药物或唑尼沙胺过敏者禁用；有生育能力的妇女如果服用唑尼沙胺，则应该建议其采取有效的避孕措施。对胎儿潜在的益处大于其危害时，才能在妊娠期使用唑尼沙胺
加巴喷丁胶囊		
1.疱疹感染后神经痛：用于成人疱疹后神经痛的治疗 2.癫痫：用于成人和12岁以上儿童伴或不伴继发性全身发作的部分性发作的辅助治疗。也可用于3~12岁儿童的部分性发作的辅助治疗	可能会加重以下发作类型或综合征：失神发作、肌阵挛发作、儿童失神癫痫、青少年失神癫痫或其他失神综合征、JME、特发性全面性癫痫、Lennox-Gastaut综合征、Dravet综合征、肌阵挛-失张力癫痫；对于	参照“适应证”一栏选择本品；若发作类型为“风险点描述”中所列疾病，应避免选用；治疗期间，应监测患者是否出现下述症状或症状恶化：抑郁、自杀想法或行为，和（或）情绪或行为的任何异常变化

续表

适应证	风险点描述	风险管控措施
	原发性全身发作，如失神发作的患者无效；本品会增加患者自杀想法或行为的风险	在考虑处方加巴喷丁时，必须权衡自杀想法或行为风险与不治疗疾病的风险，并告知患者及家属本品有增加自杀想法和行为的风险。并建议他们注意观察抑郁症状及体征的发生或恶化，任何异常情绪或行为变化，或自杀想法及行为的发生，或自残想法的出现，应及时告知医护人员
氨己烯酸口服溶液用散		
婴儿痉挛症。当潜在获益大于潜在视力损伤风险时，用于1个月到2岁婴儿痉挛症患儿的单药治疗	可能会加重以下发作类型或综合征：失神发作、肌阵挛发作、儿童失神癫痫、青少年失神癫痫或其他失神综合征、JME、特发性全面性癫痫、Lennox-Gastaut综合征、Dravet综合征、肌阵挛－失张力癫痫；会增加患者产生自杀意念和行为的风险	参照"适应证"一栏选择本品；若发作类型为"风险点描述"中所列疾病，应避免选用本品；用药期间密切监测抑郁、自杀想法和行为的出现和恶化，以及任何异常的情绪和行为变化

续表

适应证	风险点描述	风险管控措施
拉考沙胺注射液		
适用于4岁及以上癫痫患者部分性发作的联合治疗	本品在特定儿童癫痫综合征中导致脑电图–临床表现恶化的潜在可能性，尚未确定本品在局灶性和全面性癫痫发作并存的癫痫综合征患儿中的安全性和有效性；癫痫合并心律失常时，会加重后者的病情	参照“适应证”一栏选择本品；若发作类型为“风险点描述”中所列疾病，应避免选用本品；应慎用于有潜在致心律失常风险情况的患者，如已知有心脏传导问题或重度心脏疾病（如心肌缺血/梗死、心脏衰竭、结构性心脏病或心脏钠通道病）的患者，或服用影响心脏传导的药物（包括抗心律失常药物和钠通道阻滞剂类抗癫痫药）治疗的患者以及老年患者，用药前及用药期间定期进行心电图检查
吡仑帕奈片		
成人和4岁及以上儿童癫痫部分性发作患者（伴有或不伴有继发全面性发作）的加用治疗	癫痫合并步态障碍、抑郁症±行为/心理异常时，会加重后者的病情；12mg/d剂量的吡仑帕奈可能降低含孕酮的激素避孕药的有效性；增加跌倒风险，尤其是老年患者；增加攻击和敌对行为	参照“适应证”一栏选择本品；若合并“风险点描述”中所列疾病，应避免选用；应对患者（儿童，青少年以及成人）进行自杀想法和自杀行为迹象的监测，出现自杀想法或自杀行为迹象应就医，给予恰当

续表

适应证	风险点描述	风险管控措施
		的治疗；使用本品时建议采用其他非激素方法的避孕；如发现患者情绪或行为模式有明显变化，应立即提醒医疗人员。如有这些症状出现，本品应减量，如症状加重应立即停止用药
普瑞巴林胶囊		
用于治疗带状疱疹后神经痛，纤维肌痛以及成人部分性癫痫发作的添加治疗	可能会加重以下发作类型或综合征：全面性强直－阵挛发作、失神发作、肌阵挛发作、儿童失神癫痫、青少年失神癫痫或其他失神综合征、JME、特发性全面性癫痫、Lennox-Gastaut综合征、Dravet综合征、肌阵挛－失张力癫痫	参照“适应证”一栏选择本品；若发作类型为“风险点描述”中所列疾病，应避免选用
普瑞巴林缓释片		
治疗带状疱疹后神经痛		
普瑞巴林口服溶液		
用于治疗带状疱疹后神经痛，纤维肌痛		

续表

适应证	风险点描述	风险管控措施
卢非酰胺		
作为 Lennox-Gastaut 综合征、强直或失张力发作的单药替代或添加药物	-	参照“适应证”一栏选择本品；用药期间密切监测发作控制情况
布立西坦片		
作为辅助治疗在 16 岁和以上有癫痫患者部分发作性癫痫的治疗	增加以下不良风险或后果：自杀行为和意念、神经学不良反应、精神学不良反应如行为反应包括精神症状，易怒，抑郁，攻击性行为，焦虑；超敏反应如支气管痉挛和血管水肿	对患者进行自杀行为、意念、睡意和疲乏监视，忠告患者不要驾驶或操作机械，直至他们对使用本品已得到充分用药经验；对患者进行密切监护；若一旦发生超敏反应，立即寻求医学护理并不再重复启用本品；应逐步撤去药品
替加宾		
作为儿童良性癫痫伴中央颞区棘波、Panayiotopoulos 综合征或晚发性儿童枕叶癫痫（Gastaut 型）可考虑添加药物	可能会加重以下发作类型或综合征：全面性强直-阵挛发作、失神发作、肌阵挛发作、儿童失神癫痫、青少年失神癫痫或其他失神综合征、JME、Lennox-Gastaut 综合征、Dravet 综合征、肌阵挛-失张力癫痫	参照“适应证”一栏选择本品；若发作类型为“风险点描述”中所列疾病，应避免选用；用药期间密切监测发作控制情况

二、禁忌证

禁忌证（Contraindication）是与适应证相对的，指药物不适宜应用于某些疾病、情况或特定的人群（儿童、老年人、妊娠期及哺乳期妇女、肝肾功能不全者），或应用后会引起不良后果，在具体用药应建议禁止或密切监测。对有禁忌证的患者应绝对禁止使用；对有慎用指征的患者应谨慎使用，并在用药后密切观察药物的不良反应和反应情况。对禁忌证主要参照国家药品监督管理局（NMPA）已经批准的药品说明书，禁忌证在临床用药的过程应严格控制使用，以防发生药品不良反应和不良事件（表3–2）。

表3-2 癫痫治疗药物禁忌证及风险管理

禁忌证	风险点描述	风险管控措施
苯妥英钠片		
对乙内酰脲类药有过敏史者禁用；肝脏疾病者禁用；阿斯综合征、二至三度房室阻滞、窦房结阻滞、窦性心动过缓等心功能损害者禁用	出现严重的过敏反应或加重原患疾病	禁止使用，为筛查严重皮肤反应，用药前可测定HLA基因，若有突变避免使用
苯巴比妥片		
本品过敏者禁用；正在进行母乳喂养的癫痫患者禁用；肝功能损害禁用	出现严重的过敏反应或加重原患疾病本品；不适用于婴儿；与丙戊酸合用时，丙戊酸能够抑制苯巴比妥的代谢，加重肝损害	禁止使用，母乳喂养期间停止哺乳

续表

禁忌证	风险点描述	风险管控措施
复方苯巴比妥溴化钠片		
对苯巴比妥有过敏史者禁用；肝、肾、肺功能严重障碍患者禁用；支气管哮喘、颅脑损伤、呼吸抑制病患者禁用；妊娠期妇女及哺乳期妇女禁用	出现严重的过敏反应或加重原患疾病	同“苯巴比妥片”
苯巴比妥注射液		
肝、肾功能不全，呼吸功能障碍，卟啉病患者禁用；对本品过敏者禁用	出现严重的过敏反应或加重原患疾病	同“苯巴比妥片”
卡马西平片、卡马西平缓释胶囊、卡马西平缓释片（Ⅱ）、卡马西平胶囊		
对卡马西平和相关结构药物（如三环类抗抑郁药）过敏者禁用；房室传导阻滞者禁用；血清铁严重异常禁用；有骨髓抑制史的患者禁用；具有肝卟啉病病史的患者（如急性间歇性卟啉病、变异型卟啉症、迟发性皮肤卟啉症）禁用；严重肝功能不全等病史者禁用	出现严重的过敏反应或加重原患疾病；丙戊酸钠与卡马西平联用可能增加肝损害的风险	禁止使用，为筛查严重皮肤反应，用药前可测定HLA基因，若有突变避免使用；尽量选择经肝脏代谢少的抗癫痫药物；避免与单胺氧化酶抑制剂（MAOIs）合用
丙戊酸钠片、丙戊酸钠缓释片（Ⅰ）、丙戊酸钠口服溶液、丙戊酸钠糖浆剂、丙戊酸钠注射用浓溶液、注射用丙戊酸钠		
除非没有合适的其他治疗方案，妊娠期或有生育计划的患者禁用；急慢性肝炎、具有严重肝炎病史或家族史，特别是药源性相关的患者禁用；对丙戊酸钠、双丙戊酸	出现严重的过敏反应或加重原患疾病本品	禁止使用；育龄期避免使用，若必须要用，选择最小有效剂量，密切监测胎儿情况

续表

禁忌证	风险点描述	风险管控措施
钠、丙戊酰胺过敏者禁用肝性卟啉症患者禁用；避免与甲氟喹、圣约翰草药物合用；已知患有由核基因编码的线粒体酶聚合酶γ突变引起的线粒体病（POLG，如Alpers-Huttenlocher综合征）的患者和2岁以下疑似患有POLG相关疾病的儿童禁用；已知患有尿素循环障碍疾病的患者禁用；已知全身原发性肉毒碱缺乏且未纠正的低肉毒碱血症患者禁用		
丙戊酸镁缓释片		
白细胞减少症患者禁用；其余同丙戊酸酸片	同“丙戊酸钠片”	同“丙戊酸钠片”
氯硝西泮片		
对苯二氮䓬类药物过敏患者禁用；严重肝脏疾病患者禁用；急性闭角型青光眼患者禁用；妊娠期妇女、哺乳期妇女、新生儿禁用	出现严重的过敏反应或加重原患疾病	禁止使用，密切监测
氯硝西泮注射液		
同“氯硝西泮片”	同“氯硝西泮片”	同“氯硝西泮片”
扑米酮片		
肝肾功能不全者慎用，可能引起本品在体内的积蓄；有卟啉病者慎用；合并哮喘、肺气肿或呼吸困难或气道不畅等呼吸系统疾病患者慎用；可引起轻微脑功能障碍的病情加重；对巴比妥类过敏者慎用本品	出现严重的过敏反应或加重原患疾病	慎重选择，密切监测

续表

禁忌证	风险点描述	风险管控措施
氯巴占片		
对本品中任何成分过敏者禁用	出现严重的过敏反应或加重原患疾病	禁止使用，密切监测
拉莫三嗪片、拉莫三嗪分散片		
对本品及本品中任何成分过敏的患者禁用	出现严重的过敏反应	禁止使用，为筛查严重皮肤反应，用药前可测定HLA基因，若有突变避免使用
左乙拉西坦缓释片		
对左乙拉西坦、吡咯烷酮衍生物及其他任何成分过敏的患者禁用	出现严重的过敏反应	禁止使用，密切监测
奥卡西平片、奥卡西平口服混悬液		
对本品任何成分或艾司利卡西平过敏的患者禁用；房室传导阻滞者禁用	出现严重的过敏反应或加重原患疾病	禁止使用，密切监测
托吡酯片、托吡酯胶囊		
对本品过敏者禁用	出现严重的过敏反应	禁止使用，密切监测
唑尼沙胺片		
对磺酰胺类药物或唑尼沙胺过敏者禁用	出现严重的过敏反应	禁止使用，密切监测

续表

禁忌证	风险点描述	风险管控措施
加巴喷丁胶囊		
对该药中任一成分过敏患者禁用；急性胰腺炎的患者禁用	出现严重的过敏反应或加重原患疾病	禁止使用，密切监测
拉考沙胺片、拉考沙胺口服溶液、拉考沙胺注射液		
对本品有效成分或任一辅料过敏者禁用；已知有二度或三度房室传导阻滞者禁用	出现严重的过敏反应或加重原患疾病	禁止使用，密切监测
吡仑帕奈片		
对本品的活性成分或乳糖过敏及不耐受者禁用	出现严重的过敏反应或加重原患疾病	禁止使用，密切监测
普瑞巴林胶囊、普瑞巴林缓释片、普瑞巴林口服溶液		
对本品所含活性成分或任何辅料过敏者禁用	出现严重的过敏反应或加重原患疾病	禁止使用，密切监测
布立西坦片		
对本品所含活性成分或任何辅料过敏者禁用	出现严重的过敏反应或加重原患疾病	禁止使用，密切监测

第二节 用法用量

一、推荐用量

抗癫痫发作药（Anti-Seizure Medications，ASMs）应从较小剂量开始，缓慢增加剂量直至发作控制或最大可耐受剂量。因为 ASMs 对中枢神经系统的不良影响在治疗开始的最初几周明显，以后逐渐消退。因此初期小剂量给药能减少治疗初始阶段的不良反应，提高患者的依从性。许多 ASMs 不仅适用于成人抗癫痫治疗，在儿科患者中也使用较多，在临床应用中，儿童患者使用 ASMs 一律按体重计算药量，且最大剂量不应该超过成人剂量。ASMs 给药剂量个体差异较大，临床使用时应根据患者癫痫发作的控制情况及耐受程度，从初始剂量逐步增加至有效维持剂量。停药或换药时也应缓慢逐步进行，以免引起癫痫持续发作及其他风险。有关用法用量的风险（表 3-3）主要参照 ASMs 批准上市的药品说明书，抗癫痫发作治疗过程中患者如果出现剂量相关的不良反应（如头晕、嗜睡、疲劳、共济失调等）可暂时停止增加剂量或酌情减少当前用量，待不良反应消退后再继续增加量至目标剂量。部分抗癫痫药需整片吞服，不可掰开或碾碎，建议在服药前仔细阅读服药说明，对提高药物疗效有重要意义。

60%~70% 的癫痫患者经过 ASMs 治疗后，可以控制发作。如持续 2 年以上无发作，局灶性癫痫如持续 5 年以上无发作，综合考虑患者癫痫发作类型、既往治疗反应、脑电图及个人情况，可以考虑减停。减停药物时应注意以下事项：

1. 减停药前复查脑电图，完全无癫痫样放电再考虑减停药物。

2. 减停过程宜缓慢，单药治疗减停时间不少于 6 个月，多药治疗每种药物减停不少于 3 个月，且一次只减停一种药物。

3. 撤停苯二氮䓬类或巴比妥类时，撤停时间不少于 6 个月。

4. 减停过程中再次出现发作时，应将药物恢复至减量前一次剂量。

由于抗癫痫发作药的药代动力学较为复杂，影响因素较多，因此为保证患者用药后能取得较佳的治疗效果同时避免出现药物不良反应，需关注其药物代谢动力学特点及其稳态血药浓度。ASMs 的代谢动力学特征及血药浓度参考范围（表 3-4）主要参照药品说明书及治疗药物监测相关指南。在临床工作中对使用 ASMs 的特殊人群建议进行血药浓度监测并根据结果个体化调整治疗方案。

表 3-3　抗癫痫发作药物的用法用量

分类	起始剂量	增加剂量	维持剂量	最大剂量	每日用药次数	停药方案	给药说明
苯妥英钠片							
成人	200mg/d	1~3 周内逐渐增加	250~300mg/d	每次 300mg 500mg/d	2~3	单药治疗减停时间不少于 6 个月	
儿童	5mg/（kg·d）	1~3 周内逐渐增加	4~8mg/（kg·d）	250mg/d			
注射用苯巴比妥钠							
成人	用于治疗癫痫持续状态时，静脉注射一次 200~300mg（速度≤ 60mg/min），必要时 6 小时重复一次					转为口服治疗	
儿童	3~5mg/kg 或按体表面积 125mg/m^2						
苯巴比妥钠注射液							
成人	用于治疗癫痫持续状态时，静脉注射一次 200~300mg（速度≤ 60mg/min），必要时 6 小时重复一次					转为口服治疗	
儿童	3~5mg/kg 或按体表面积 125mg/m^2						

续表

分类	起始剂量	增加剂量	维持剂量	最大剂量	每日用药次数	停药方案	给药说明
苯巴比妥片							
成人	90mg/d	逐渐增加	90~180mg/d	每次 250mg 500mg/d	1~3	单药治疗减停时间不少于 6 个月	
儿童	3~5mg/（kg·d）	逐渐增加	3~5mg/（kg·d）	5mg/（kg·d）			
卡马西平片							
成人	100~200mg	逐渐增加	800~1200mg/d	1600mg/d	2~3	单药治疗减停时间不少于 6 个月	
儿童	≤ 4 岁：20~60mg/d ＞4 岁：100mg/d	≤ 4 岁：隔日增加 20~60mg ＞4 岁：每周增加 100mg	每日 10~20mg/kg ≤ 12个月：100~200mg/d 1~5 岁：200~400mg/d 6~10 岁：400~600mg/d 11~15 岁：600~1000mg/d	≤ 12 个月：200mg/d 1~5 岁：400mg/d 6~10 岁：600mg/d 11~15 岁：1000mg/d			

续表

分类	起始剂量	增加剂量	维持剂量	最大剂量	每日用药次数	停药方案	给药说明
注射用丙戊酸钠							
成人 儿童	1. 用于临时替代时（如等待手术时）：通常平均剂量为 20~30mg/（kg · d），可持续静脉滴注 24 小时或每日分 4 次静脉滴注，每次时间需约一小时 2. 需要快速达到有效血药浓度并维持时：以 15mg/kg 剂量缓慢静推，持续至少 5 分钟；然后以 1mg/（kg · h）的速度静滴，使血浆丙戊酸钠浓度达到 75mg/L，并根据临床情况调整静滴速度					一旦停止静滴，需要立刻口服给药	应于末次口服给药 4~6 小时后静脉给药
丙戊酸钠片							
成人	5~10mg/（kg · d）	每周递增	15mg/（kg · d） 或 600~1200mg/d	不超过30mg/kg 或 1800~2400mg/d	2~3	单药治疗减停时间不少于 6 个月	当每日用量超过 250mg 时应分次服用
儿童		每隔一周增加 5~10mg/kg	20~30mg/（kg · d）	30mg/（kg · d）			

续表

分类	起始剂量	增加剂量	维持剂量	最大剂量	每日用药次数	停药方案	给药说明
丙戊酸钠缓释片							
成人	10~15mg/（kg·d）	新确诊癫痫或未用过其他抗ASMs：间隔2~3天增加药物剂量，1周内达最佳剂量；对于服用丙戊酸钠其他速效制剂的且病情已得到良好控制的患者，使用本品替代时推荐每日剂量仍维持现状；已服用其他抗ASMs：使用本品要逐渐进行，2周内达最佳剂量，其他治疗逐渐减少至停用	20~30mg/（kg·d）	1800mg/d	1~2	单药治疗减停时间不少于6个月	1. 该剂量适用于成人和体重超过17kg的儿童 2. 本品可以对半掰开服用，但不能研碎或咀嚼
儿童			30mg/（kg·d）	30mg/（kg·d）			

续表

分类	起始剂量	增加剂量	维持剂量	最大剂量	每日用药次数	停药方案	给药说明
丙戊酸钠口服溶液							
成人	600mg/d	每隔3天可增加200mg	1000~2000mg/d或20~30mg/（kg·d）	2500mg	2	单药治疗减停时间不少于6个月	
儿童	≥20kg：400mg/d ＜20kg：20mg/（kg·d）	≥20kg：间隔加药 ＜20kg：严重病例且可检测丙戊酸血药浓度的患者才可加量	≥20kg：20~30mg/（kg·d） ＜20kg：40mg/（kg·d）	≥20kg：35mg/（kg·d） ＜20kg：40mg/（kg·d）			
氯硝西泮片							
成人	1.5mg/d	每3天增加0.5~1mg	直到发作被控制或出现了不良反应为止	20mg/d	成人：3 ＜10岁或＜30kg：2~3	单药治疗减停时间不少于6个月	
儿童	＜10岁或＜30kg：0.01~0.03mg/（kg·d）	＜10岁或＜30kg：每3日增加0.25~0.5mg	＜10岁或＜30kg：0.1~0.2mg/（kg·d）或出现了不良反应为止	＜10岁或＜30kg：0.2mg/（kg·d）			

续表

分类	起始剂量	增加剂量	维持剂量	最大剂量	每日用药次数	停药方案	给药说明
扑米酮片							
成人	50mg/d，睡前服用	3日后100mg/d，一周后150mg/d，第10日750mg/d	750mg/d	1500mg/d	3	单药治疗减停时间不少于6个月	
儿童	＜8岁：50mg/d，睡前服用 ≥8岁：同成人	<8岁：3日后100mg/d，一周后200mg/d，第10日375~750mg/d ≥8岁：同成人	＜8岁：375~750mg/d或10~25mg/（kg·d） ≥8岁：同成人	＜8岁：750mg/d或25mg/(kg·d) ≥8岁：同成人			

续表

分类	起始剂量	增加剂量	维持剂量	最大剂量	每日用药次数	停药方案	给药说明
氯巴占片							
成人 儿童	≤ 30kg：5mg >30kg：10mg/d	≤ 30kg：第 7 天 10mg/d，第 14 天开始 20mg/d > 30kg：第 7 天 20mg/d，第 14 天开始 40mg/d	≤ 30kg：20mg/d > 30kg：40mg/d	≤ 30kg：20mg/d > 30kg：40mg/d	5mg：1 > 5mg：2	每隔一周日剂量可减少 5~10mg，直至完全停药。如果患者出现戒断反应，应考虑暂缓减量或将剂量增加至减量前的剂量水平。随后应更缓慢地减少给药剂量	可整片服用，也可掰成两半服用，或者将其碾碎后与苹果酱混合后服用

续表

分类	起始剂量	增加剂量	维持剂量	最大剂量	每日用药次数	停药方案	给药说明
拉莫三嗪片							
成人	单药治疗：25mg/d 与丙戊酸钠合用：25mg/2d 与肝药酶诱导ASMs合用：50mg/d 与其他不明显抑制或诱导拉莫三嗪葡萄糖醛酸化药物合用：25mg/d	单药治疗：2周后50mg/d，2周后每1~2周递增剂量，最大增加剂量50~100mg 与丙戊酸钠合用：2周后25mg/d，2周后每1~2周递增剂量，最大增加剂量25~50mg 与肝药酶诱导ASMs合用：2周后100mg/d，2周后每1~2周递增剂量，最大增加剂量100mg 与其他不明显抑制或诱导拉莫三嗪葡萄糖醛酸化药物合用：2周后50mg/d，2周后每1~2周递增50~100mg/d	单药治疗：100~200mg/d 与丙戊酸钠合用：100~200mg/d 与肝药酶诱导ASMs合用：200~400mg/d 与其他不明显抑制或诱导拉莫三嗪葡萄糖醛酸化药物合用：100~200mg/d	单药治疗：500mg/d 与肝药酶诱导ASMs合用：700mg/d	1~2	单药治疗减停时间不少于6个月	1. 本品应用少量水整片吞服 2. 为保证治疗剂量的维持，需监测患者体重，在体重发生变化时要核查剂量 3. 如果计算出的拉莫三嗪的剂量（用于儿童和肝功能受损患者）不是整片数，则所用的剂量应取低限的整片数 4. 当停用其他联用的抗癫痫药物采用本品单药治疗或其他抗癫痫药物增加到本品的添加治疗方案中，应考虑上述变化对拉莫三嗪药代动力学的影响 5. 为降低皮疹发生的危险，初始剂量和随后的剂量递增都不要超过推荐量

续表

分类	起始剂量	增加剂量	维持剂量	最大剂量	每日用药次数	停药方案	给药说明
成人							6. 计算儿童给药剂量时，如果计算出每日剂量为1~2mg，前两周应服用本品2mg，隔日一次。如果计算的剂量小于1mg，则不应服用本品 7. 2~6岁的患者，所需的维持量可在推荐剂量范围的高限
儿童	2~12岁：与丙戊酸钠合用，0.15mg/（kg·d）；与肝药酶诱导ASMs合用，0.6mg/（kg·d）；与其他不明显抑制或诱导拉莫三嗪葡萄糖	2~12岁：与丙戊酸钠合用，2周后0.3mg/（kg·d），2周后每1~2周递增剂量，最大增加剂量0.3mg/kg；与肝药酶诱导ASMs合用，2周后1.2mg/（kg·d），2周后每1~2周递增	2~12岁：与丙戊酸钠合用，1~5mg/（kg·d）；与肝药酶诱导ASMs合用，5~15mg/（kg·d）；与其他不明显抑制或诱导拉莫三嗪葡萄糖醛酸化药物合用，1~10mg/（kg·d） ＞12岁：同成人	2~12岁：200mg/d ＞12岁：同成人			

续表

分类	起始剂量	增加剂量	维持剂量	最大剂量	每日用药次数	停药方案	给药说明
儿童	醛酸化药物合用,0.3mg/(kg·d) ＞12岁：同成人	剂量，最大增加剂量1.2mg/kg；与其他不明显抑制或诱导拉莫三嗪葡萄糖醛酸化药物合用，2周后0.6mg/(kg·d)，2周后每1~2周递增剂量，最大增加剂量0.6mg/kg ＞12岁：同成人					
拉莫三嗪分散片							
成人 儿童	同“拉莫三嗪片”	同“拉莫三嗪片”	同“拉莫三嗪片”	同“拉莫三嗪片”	1~2	单药治疗减停时间不少于6个月	1. 本品可以进行咀嚼，或分散在少量水中（至少足够覆盖住整个片剂），或用少量水整片吞咽 2. 其余同“拉莫三嗪片”

续表

分类	起始剂量	增加剂量	维持剂量	最大剂量	每日用药次数	停药方案	给药说明
左乙拉西坦注射用浓溶液							
成人	1000mg/d	每 2~4 周增加或减少 1000mg/d	1000~3000mg/d	3000mg/d	2	转为口服治疗	1. 本品口服和静脉给药可以直接转换，无需调整剂量 2. 本品只可静脉给药。给药时，需将推荐剂量的浓缩液稀释在 100ml 稀释剂中，再进行 15 分钟的静脉输注 3. 目前无静脉给予本品连续超过 4 天的临床经验
儿童	4~17 岁，体重＜50kg：20mg/（kg·d） 4~17 岁，体重≥50kg：同成人	4~17 岁，体重＜50kg：每 2 周增加或减少 20mg/（kg·d） 4~17 岁，体重≥50kg：同成人	4~17 岁，体重＜50kg：20~60mg/（kg·d） 4~17 岁，体重≥50kg：同成人	4~17 岁，体重＜50kg：60mg/（kg·d） 4~17 岁，体重≥50kg：同成人			
左乙拉西坦片							
成人 儿童	同“左乙拉西坦注射用浓溶液”	同“左乙拉西坦注射用浓溶液”	同“左乙拉西坦注射用浓溶液”	同“左乙拉西坦注射用浓溶液”	2	单药治疗减停时间不少于 6 个月	

续表

分类	起始剂量	增加剂量	维持剂量	最大剂量	每日用药次数	停药方案	给药说明
左乙拉西坦缓释片							
成人	1000mg/d	每2~4周增加或减少1000mg/d	1000~3000mg/d	3000mg/d	1	单药治疗减停时间不少于6个月	应整粒吞服，不可咀嚼、破坏或者压碎药物
儿童	不推荐用于12岁以下儿童						
左乙拉西坦口服溶液							
成人	1000mg/d	每2~4周增加或减少1000mg/d	1000~3000mg/d	3000mg/d	2	单药治疗减停时间不少于6个月	左乙拉西坦口服溶液可以兑水稀释服用，与或不与食物同服均可，并且服用不受进食影响。口服给药后，可能会有左乙拉西坦的苦味。每日服用剂量分2次等量服用
儿童	＜6个月：14mg/(kg·d) ≥6个月，≤50kg：20mg/(kg·d) ＞50kg：同成人	＜6个月：每2周增加或减少14mg/(kg·d) ≥6个月，≤50kg：每2周增加或减少20mg/(kg·d) ＞50kg：同成人	＜6个月：14~21mg/(kg·d) ≥6个月，≤50kg：20~60mg/(kg·d) ＞50kg：同成人	＜6个月：21mg/(kg·d) ≥6个月，≤50kg：60mg/(kg·d) ＞50kg：同成人			

续表

分类	起始剂量	增加剂量	维持剂量	最大剂量	每日用药次数	停药方案	给药说明
奥卡西平片							
成人	600mg/d 或 8~10mg/（kg·d）	每隔 1 周可增加每日的剂量，不超过 600mg	600~2400mg	2400mg	2	单药治疗减停时间不少于 6 个月	本品可以空腹或与食物一起服用
儿童	>2 岁：8~10mg/（kg·d）	每隔 1 周可增加每日的剂量，每次增量 ≤ 10mg/（kg·d）	联合治疗中 8~30mg/（kg·d）	60mg/（kg·d）			
奥卡西平口服混悬液							
成人	600mg/d 或 8~10mg/（kg·d）	每隔 1 周可增加 600mg/d	600~2400mg	2400mg	2	单药治疗减停时间不少于 6 个月	1. 本品可以空腹或与食物一起服用 2. 口服混悬液可供无法吞咽片剂或片剂无法满足处方剂量的幼儿服用 3. 服用口服混悬液前，应先摇匀。随后立即倒出处方剂量的药液
儿童	>2 岁：8~10mg/（kg·d）	每隔 1 周可增加 10mg/（kg·d）	8~60mg/（kg·d）	60mg/（kg·d）			

续表

分类	起始剂量	增加剂量	维持剂量	最大剂量	每日用药次数	停药方案	给药说明
托吡酯胶囊							
成人	加用治疗： 25~50mg/d 单药治疗： 25mg/d	间隔1~2周加量25~50mg/d	加用治疗： 200~400mg/d 单药治疗： 100~500mg/d	加用治疗： 1600mg/d 单药治疗： 1000mg/d	2	单药治疗减停时间不少于6个月	1. 胶囊用于不能吞服片剂的患者，如儿童和老年人。 2. 托吡酯胶囊可以整个吞服，也可以小心地打开胶囊将全部内容物撒在少量的（茶匙）软性食物上服用，如苹果酱、奶冻、冰淇淋、燕麦片、布丁或酸乳酪等 3. 初始剂量应在夜间服用
儿童	2~16岁： 加用治疗，25mg/d或1-3mg/（kg·d） 单药治疗，0.5~1mg/（kg·d）	2~16岁： 加用治疗，每间隔1-2周加量1~3mg/（kg·d） 单药治疗，每间隔1-2周加量0.5~1mg/（kg·d）	2~16岁： 加用治疗，5~9mg/（kg·d） 单药治疗，100~400mg/d	2~16岁： 加用治疗，9mg/（kg·d） 单药治疗，500mg/d			

续表

分类	起始剂量	增加剂量	维持剂量	最大剂量	每日用药次数	停药方案	给药说明
托吡酯片							
成人	加用治疗：25~50mg/d 单药治疗：25mg/d	间隔1~2周加量25~50mg/d(至100mg/d)	加用治疗：200~400mg/d 单药治疗：100~500mg/d	加用治疗：1600mg/d 单药治疗：1000mg/d	2	单药治疗减停时间不少于6个月	1. 本品不可碾碎服用 2. 进食与否皆可服用本品 3. 初始剂量应在夜间服用
儿童	2~16岁： 加用治疗，25mg/d或1-3mg/(kg·d) 单药治疗，0.5~1mg/(kg·d)	2~16岁： 加用治疗，每间隔1~2周加量1~3mg/(kg·d) 单药治疗，每间隔1~2周加量0.5~1mg/(kg·d)	2~16岁： 加用治疗，5~9mg/(kg·d) 单药治疗，3~6mg/(kg·d)	2~16岁： 加用治疗，9mg/(kg·d) 单药治疗，6mg/(kg·d)			
唑尼沙胺片							
成人	100mg/d	每2周增加100mg/d	200~400mg/d		1~2	单药治疗减停时间不少于6个月	
儿童	不推荐用于儿童						

续表

分类	起始剂量	增加剂量	维持剂量	最大剂量	每日用药次数	停药方案	给药说明
加巴喷丁胶囊							
成人	300mg/d，一次	第 2 天 600mg/d，分 2 次 第 3 天 900mg/d，分 3 次	900~1800mg/d	2400mg/d	3	加巴喷丁的停药需逐渐进行，时间最少为一周	1. 两次服药之间的间隔时间最长不能超过 12 小时 2. 为减少头晕、嗜睡等不良反应的发生，第一天用药可在睡前服用
儿童	3~12 岁： 10~15mg/（kg·d） ＞12 岁： 同成人	3~12 岁： 3 天内逐渐增加 ＞ 12 岁： 同成人	＞ 5 岁： 25~35mg/（kg·d） 3~4 岁： 40~50mg/（kg·d） ＞ 12 岁： 同成人	＞ 5 岁： 35mg/（kg·d） 3~4 岁： 50mg/（kg·d） ＞ 12 岁： 同成人			

续表

分类	起始剂量	增加剂量	维持剂量	最大剂量	每日用药次数	停药方案	给药说明
氨己烯酸口服溶液用散							
成人	不推荐使用					停药应该逐渐减量，建议每隔3-4天以25mg/(kg·d)到50mg/(kg·d)逐渐减少日剂量直至停药	1. 本品可与食物同服或不与食物同服 2. 本品应溶于水后服用。建议使用经过校准的测量装置，量取和配置准确的剂量，不能使用汤匙和茶匙 3. 婴儿痉挛症患者，氨己烯酸治疗2~4周未观察到明显的临床疗效，应该停止用药。若早于2~4周，医师根据临床判断治疗明显失败，应停止本品治疗
儿童（用于1个月~2岁的婴儿）	50mg/（kg·d）	每隔3日递增25~50mg/（kg·d）	50~150mg/（kg·d）	150mg/（kg·d）	2		

续表

分类	起始剂量	增加剂量	维持剂量	最大剂量	每日用药次数	停药方案	给药说明
拉考沙胺注射液							
成人（≥ 17 岁）	100mg/d	每周增加 100mg/d	200~400mg/d	400mg/d	2	逐渐停药（如按每周 200mg 逐渐降低日剂量），转为口服治疗	1. 拉考沙胺的治疗可以从口服或静脉注射开始给药。当口服给药不可行时，本品注射液是患者的一种替代给药选择 2. 拉考沙胺静脉注射治疗的总持续时间由医生酌情决定 3. 口服与静脉给药之间可以直接进行转换，无需剂量调整
儿童（4~17 岁）	< 50kg：2mg/（kg · d） ≥50kg：同成人	< 50kg：每周增加 2mg/（kg · d） ≥ 50kg：同成人	11~30kg：6~12mg/（kg · d） 30~50kg：4~8mg/（kg · d） ≥ 50kg：同成人	11~30kg：12mg/（kg · d） 30~50kg：8mg/（kg · d） ≥ 50kg：同成人			

续表

分类	起始剂量	增加剂量	维持剂量	最大剂量	每日用药次数	停药方案	给药说明
拉考沙胺片、拉考沙胺口服溶液							
成人（≥ 17岁）	单药治疗：200mg/d 联合治疗：100mg/d 替代治疗：200mg/once	单药治疗：每周增加 100mg/d 联合治疗：每周增加 100mg/d 替代治疗：12h 后 200mg/d，此后每周增加 100mg/d	单药治疗：300~400mg/d 联合治疗：200~400mg/d	400mg/d	2	逐渐停药（如按每周 200mg 逐渐降低日剂量）	1. 口服。本品与或不与食物同服均可 2. 如果漏服一次剂量的拉考沙胺，患者应立即补服，然后按时服用下一次的剂量。如果患者在下一剂量应服时间的 6 小时内发现漏服，则无需补服，只需按时服用下一次拉考沙胺即可。患者不应服用双倍剂量
儿童（4~17岁）	同“拉考沙胺注射液”	同“拉考沙胺注射液”	同“拉考沙胺注射液”	同“拉考沙胺注射液”			

续表

分类	起始剂量	增加剂量	维持剂量	最大剂量	每日用药次数	停药方案	给药说明
吡仑帕奈片							
成人	2mg/d	1~2 周增加 2mg/d	4~8mg/d	12mg/d	1	逐步减量至停药。由于吡仑帕奈停药后血浆浓度下降缓慢，在必要时可立即停药	1. 必须按照患者个体反应滴定吡仑帕奈剂量，以优化疗效与耐受性的平衡 2. 本品应在睡前口服，每日 1 次
儿童	≥ 4 岁：同成人						

表 3-4 抗癫痫发作药物药代动力学特征及血药浓度范围

药物	生物利用度（%）	一级动力学	蛋白结合率（%）	半衰期（h）	血浆达峰浓度时间（h）	代谢途径及产物活性	排泄途径	达稳态时间（d）	有效浓度（mg/L）	危急值（mg/L）
苯妥英钠	79	否	88~92	7~42	4~12	肝代，酶诱导剂，无	肾排（原型< 5%）	7~10	10~20	40
苯巴比妥	100	是	20~45	50~144	2~18	肝 2C9，酶诱导剂，无	25%~50% 以原型肾排	15~30	10~40	60
卡马西平	100	是	70~80	16~24	12	肝 3A4，酶诱导剂，有	肾排（代谢物）	7~14	4~12	20
丙戊酸钠	100	否	80~94	15~17	1~4	肝代，酶抑制剂，有	肾排（代谢物）	3~4	50~100	200
氯硝西泮	81~98	是	80	26~49	1~2	肝代，有	肾排（代谢物）	3~10	0.02~0.07	/
扑米酮	92	是	33	7~22	3~4	肝代为 PEMA 和苯巴比妥，有	肾排（PEMA 和苯巴比妥）	7	10~20	/
拉莫三嗪	100	是	55	24~35	2.5	肝代，无	肾排（代谢物）	3~8	2.5~15	15

续表

药物	生物利用度（%）	一级动力学	蛋白结合率（%）	半衰期（h）	血浆达峰浓度时间（h）	代谢途径及产物活性	排泄途径	达稳态时间（d）	有效浓度（mg/L）	危急值（mg/L）
左乙拉西坦	100	是	＜10	6~8	1.3	代谢少，无	肾排（原型）	1~2	12~46	86
奥卡西平	＜95	是	40	8~15	4.5~6	肝代，酶诱导剂，有	肾排（代谢物）	2~3	3~35	40
托吡酯	81	是	20	20~30	2~3	代谢少，无	肾排（原型）	4~8	5~20	/
唑尼沙胺	≥50	否	40	63	2~6	肝代，无	肾排（35% 原型）	9~12	10~40	/
加巴喷丁	27~60	否	＜3	5~7	2~3	代谢不明显，无	肾排（原型）	1~2	2~20	/
氨己烯酸	100	是	0	5.7~10.5	1~2.5	代谢不明显，无	肾排（原型）	1~2	0.8~36	/
拉考沙胺	100	是	＜15	13	0.5~4	部分肝代，无	肾排（40% 原型）	2~3	10~20	/
吡仑帕奈	100	是	95	105	0.5~2	代谢少，无	肾排（原型）	10~19	0.18~0.98	/

注：PEMA 为苯乙基二酰胺，肝代为肝脏代谢，肾排为肾脏排泄

二、药物过量

药物的使用要遵循药品说明书，当患者使用了超过药品说明书的推荐剂量或最大剂量即为药物过量（Overdose），药物过量可能引起不良事件。抗癫痫发作的药物治疗方案比较复杂，大多数药物建议从小剂量开始服用，逐渐调整至控制症状的最佳剂量，对于严重的患者，可能会出现因服用药物剂量过大导致药物过量的情况。ASMs 主要作用于中枢神经系统，药物过量易导致中枢神经系统相关症状，如精神状态改变、激越、攻击行为，昏迷和意识水平下降等。根据药物的分子量大小差异、蛋白结合率的高低，体内吸收、代谢及排泄过程的区别，ASMs 药物过量的抢救手段也有所不同。有关药物过量的风险（表 3-5）主要参照 ASMs 批准上市的药品说明书，一旦怀疑药物过量应密切监测，必要时采取相应处理措施。

表 3-5　抗癫痫发作药物过量风险与处理

药物	药物过量风险	处理措施
苯妥英钠	可出现视物模糊或复视，笨拙或步态不稳和步态蹒跚、精神紊乱。严重的眩晕或嗜睡，幻觉、恶心、语言不清	无解毒药，仅对症和支持性治疗，如催吐，洗胃，给氧，升压，辅助呼吸，血液透析

续表

药物	药物过量风险	处理措施
苯巴比妥	15~20 倍的过量药物可能引起昏迷、严重的呼吸和心血管抑制、低血压和休克继而引发肾功能衰竭、死亡。深度呼吸抑制是急性中毒的直接死亡原因。可致严重中毒，中毒致死的血药浓度为 6~8mg/100ml	维持呼吸和循环功能，施行有效的人工呼吸，必要时行气管切开，并辅之以有助于维持和改善呼吸和循环的相应药物。经口服中毒者，在 3~5 小时内可用高锰酸钾（1：2000）溶液洗胃。用 10~15g 硫酸钠溶液导泄（禁用硫酸镁）。为加速排泄可给甘露醇等渗透压利尿药，如肾功能正常可用呋塞米。可用碳酸氢钠、乳酸钠碱化尿液加速排泄，严重者可透析。极度过量时，大脑一切电活动消失，脑电图变为一条平线，并不一定代表为临床死亡，若不并发缺氧性损害，尚有挽救的希望
卡马西平	首发体征和症状在 1~3 小时后出现。过量引起的体征和症状，主要发生在中枢神经系统（如中枢抑制、定向力障碍、嗜睡、激越、幻觉、昏迷、视物模糊、发音含糊、构音障碍、眼球震颤、共济失调、运动障碍、初期反射亢进，后期反射减弱、惊厥、精神运动性障碍、肌阵挛、体温过低、瞳孔散大）、心血管系统（心动过速、低血压、高血压、伴有 QRS 波增宽的传导	无特殊解毒药物。首先检测血药浓度以证实是否卡马西平中毒和确定过量的程度。胃排空、洗胃、使用活性炭，对危重患者应送入 ICU 病房，并给予支持疗法，进行心脏监护和纠正电解质紊乱。低血压推荐使用多巴胺或静脉注射多巴酚丁胺。心律失常需根据具体病情进行处理。惊厥需使用苯二氮䓬类（如安定）或其他抗惊厥药，如苯巴比妥（需小心此药可增加呼吸抑制的危险）或水合氯醛。低钠血症（水中毒）需限制

续表

药物	药物过量风险	处理措施
卡马西平	阻滞、心搏骤停引起晕厥)、呼吸系统(呼吸系统症状包括呼吸抑制、肺水肿)、消化系统(呕吐、胃排空迟缓、肠蠕动减少)、泌尿系统(尿潴留、少尿或无尿、液体潴留)	液体摄入，且缓慢地静脉输注0.9%的氯化钠注射液，这些措施有助于防止大脑损害。推荐活性炭吸附透析法，有报告强迫利尿、血液透析和腹膜透析法无效。应预见到由于延缓吸收，过量后2~3天可能会出现的症状的反复和加重。儿童严重中毒时可换血，并需继续观察呼吸、循环、肾功能数日。根据临床情况，采取相应措施
丙戊酸钠	当急性超大剂量服药时，通常出现的症状包括伴有肌张力低下的昏迷、反射低下、瞳孔缩小、呼吸功能障碍、代谢性酸中毒、低血压和循环衰竭/休克。大量过量给药一般预后良好，但有导致死亡的病例报道。当用药过量时，由于丙戊酸盐制剂中钠成分的存在，可能导致高钠血症。临床症状可以多变，有报道说血药浓度过高时会出现癫痫发作。与脑水肿有关的颅内高压病例也曾有报道	1. 对过量服药的处理应根据症状，洗胃治疗在药物摄入后10~12小时内有效，保持尿液分泌、心肺监测 2. 如果丙戊酸盐过量导致高氨血症，可以通过静脉途径给予左卡尼汀以使氨水平正常化 3. 纳洛酮也被成功地用于一些个别病例逆转丙戊酸钠用药过量导致的中枢神经系统抑制效应。由于在理论上纳洛酮也对丙戊酸钠的抗癫痫效应有所逆转，所以在癫痫患者中应用纳洛酮时应该多加注意 4. 在药物大量过量的情况下，如必要可采用血液透析和血液灌注进行处理

续表

药物	药物过量风险	处理措施
氯硝西泮	出现持续的精神错乱、严重嗜睡、抖动、语言不清、蹒跚、心跳异常减慢、呼吸短促或困难、严重乏力	超量或中毒宜及早对症处理，处理措施包括催吐或洗胃以及呼吸循环方面的支持疗法，此外苯二氮䓬受体拮抗剂氟马西尼（Flumazenil）可用于该类药物过量中毒的解救和诊断。中毒出现兴奋异常时，不能用巴比妥类药
扑米酮	未进行该项实验且无可靠参考文献	
氯巴占	过量使用苯二氮䓬类药物（包括氯巴占）可能导致中枢神经系统抑制，伴随嗜睡、神志不清和昏睡，可能进展为共济失调、呼吸抑制、低血压，很少出现昏迷或死亡。与其他中枢神经系统抑制剂（包括阿片类药物或酒精）合并使用时，死亡风险增加	治疗氯巴占过量，除监测意识水平和生命体征外，还包括洗胃和（或）使用活性炭、静脉补液、及早控制通气和一般支持性治疗。可通过补充血浆替代品和使用拟交感神经药物治疗低血压 尚未评估毒扁豆碱（一种胆碱能药）或氟马西尼（一种苯二氮䓬类药物拮抗剂）治疗本品过量的疗效。在苯二氮䓬类药物过量时给予氟马西尼可能导致戒断反应和不良反应出现，通常不建议用于癫痫患者
拉莫三嗪	曾有急性摄入超过最大治疗剂量10~20倍的报道。药物过量会引起眼球震颤，共济失调，意识受损和昏迷等症状	一旦发生药物过量，患者应住院治疗，并给予适当的支持性治疗；如需要，应进行洗胃

续表

药物	药物过量风险	处理措施
左乙拉西坦	过量使用本品会出现嗜睡、躁动、攻击性、意识水平下降、呼吸抑制及昏迷等症状	在急性药物过量后，应采取洗胃或催吐使胃排空。目前尚无左乙拉西坦的特异性解毒剂。应采取对症治疗，可包括血液透析。透析排除率：左乙拉西坦 60%，主要代谢物 74%
奥卡西平	有关于过量服用奥卡西平的个案报道，最大摄入剂量为 24000mg。给予对症治疗后，患者全部恢复 药物过量导致的症状和体征：嗜睡、头晕、恶心、呕吐、运动过度、低钠血症、共济失调和眼球震颤	没有特殊的解毒剂。应给予适当的对症和支持性治疗，可以考虑洗胃来清除药物和（或）服用活性炭使本品失去活性。建议监测生命体征，特别应该注意有无出现心脏传导障碍、电解质紊乱和呼吸困难
托吡酯	曾有本品药物过量的报道，症状和体征包括惊厥、困倦、言语障碍、视物模糊、复视、精神损害、昏睡、共济失调、木僵、低血压、腹痛、激越、眩晕和抑郁。多数病例的临床后果并不严重，但有包括本品的多种药物使用过量后死亡的报道。本品过量可能导致严重的代谢性酸中毒。已报道托吡酯最高的过量剂量在 96~110g 且导致患者 20~24 小时的昏迷，3~4 天后痊愈治疗	本品急性中毒时，如刚刚摄入，应立即通过洗胃或催吐清除胃内尚未吸收的药物。体外试验显示活性炭可以吸收本品，还可以采取适当的支持性治疗。血液透析是清除体内托吡酯的一种有效方法。服药期间患者应大量补水

续表

药物	药物过量风险	处理措施
唑尼沙胺	以往唑尼沙胺每日用量超过 800mg 即被限制。在唑尼沙胺临床研究阶段，3 位患者摄食不明剂量唑尼沙胺试图自杀，这 3 位患者均住院治疗中枢神经症状。其中，1 位患者昏迷并发生心动过缓、低血压，并且有呼吸困难，患者在 5 天后意识恢复	过量服用唑尼沙胺后，没有特异性救治药物。如果怀疑有过量用药，则应当诱导患者呕吐或洗胃，洗胃时应注意保护气管。同时还应进行一般性支持护理，包括密切监测生命体征并进行严密观察 唑尼沙胺的半衰期长。由于唑尼沙胺的蛋白结合率低（40%），因此肾透析可能有效。肾透析作为用药过量的一个治疗方法，其有效性还没有被正式研究
加巴喷丁	据报道，在服用加巴喷丁过量（达 49g）的患者中，可出现复视、口齿不清、嗜睡、淡漠和腹泻。所有患者经支持治疗后康复。已经有报道慢性肾功能不全患者使用加巴喷丁治疗出现昏迷，透析后缓解	加巴喷丁可通过血液透析清除。尽管在少数几例药物过量病例报道中没有进行血液透析，但可根据患者的临床状态或在有严重肾功能损伤的患者中使用
氨己烯酸	大多数患者在氨己烯酸服用过量时会出现昏迷、意识不清和倦症状。其他报道的较少见症状包括眩晕、精神病、呼吸暂停或呼吸抑制、心动过缓、激动、易怒、精神错乱、头痛、低血压、行为异常、癫痫发作增加、癫痫持续状态和语言障碍，这些症状可通过支持性治疗缓解	对于氨己烯酸过量并没有特定的解毒剂。应采用标准措施清除未吸收的药物，包括通过催吐或洗胃消除。并采取支持性治疗，包括监测生命体征和观察患者的临床状况。在体外研究中，活性炭对氨己烯酸没有显著吸附作用。血液透析治疗氨己烯酸过量的效果尚不清楚。在给予治疗剂量的氨己烯酸的肾功能衰竭的患者的个别病例报道中，血液透析使氨己烯酸血浆浓度降低了 40%~60%

续表

药物	药物过量风险	处理措施
拉考沙胺	意外或有意使用过量拉考沙胺后观察到的症状主要与中枢神经系统和胃肠道系统相关。患者暴露于400~800mg拉考沙胺后出现的不良反应类型，与患者暴露于拉考沙胺推荐剂量后的不良反应类型没有临床差异。摄入大于800mg剂量后报道的反应为头晕、恶心、呕吐、癫痫发作（全面性强直阵挛癫痫发作、癫痫持续状态）。也曾观察到心脏传导障碍、休克及昏迷。单次拉考沙胺急性过量数克后，曾报道患者死亡事件	拉考沙胺药物过量没有特异性解毒药。拉考沙胺药物过量的治疗应包括全身支持性措施，必要时可行血液透析
吡仑帕奈	有上市后的案例，在儿科患者（吡仑帕奈剂量高达36mg）和成人患者（剂量高达300mg）中的故意和意外用药过量。观察到的不良反应包括精神状态改变、激越、攻击行为，昏迷和意识水平下降。最后患者恢复且无后遗症	对于本品所产生的效应尚无特异性解毒剂。应给予患者一般的支持性治疗，包括监测患者生命体征和观察临床状态。考虑到本品较长的半衰期，本品产生的效应也可能持续较长时间。由于肾脏清除率较低，因此特殊干预措施（如强行利尿、透析或血液灌流）意义不大

第三节　药物相互作用

药物相互作用（Drug Interaction，DI）是指患者同时或在一定时间内先后服用两种或两种以上药物后所产生的复合效应，可使药物作用加强或减弱，作用加强包括疗效提高和毒性增加，作用减弱包括疗效降低和毒性减少。因此，临床上在进行联合用药时，应注意利用各种药物的特性，充分考虑联合用药中各个药物的特点，以达到最好的疗效和最少的药品不良反应，从而提高用药安全。按照发生的原理可分为药效学相互作用和（或）药动学相互作用，药效学相互作用结果包括无关、协同、相加和拮抗 4 种；药动学相互作用主要由于药物在吸收、分布、代谢和排泄方面的相互影响引起。部分抗癫痫发作药 ASMs 不仅经肝药酶代谢，还对肝药酶有诱导或抑制作用，在临床治疗中存在多种与 ASMs 有相互作用的药物，当这些药物需要合并使用时，需根据药物相互作用来调整给药剂量（表 3–6）。

表 3-6　抗癫痫发作药物相互作用

相互作用风险点描述	风险管控措施
苯妥英钠	
1. 长期应用对乙酰氨基酚患者应用本品可增加肝脏中毒的危险，并且疗效降低	有长期使用乙酰氨基酚患者避免使用本品
2. 本品为肝酶诱导剂，与皮质激素、洋地黄类（包括地高辛）、口服避孕药、环孢素、雌激素、左旋多巴、奎尼丁、土霉素或三环类抗抑郁药合用时，可降低这些药物的效应	与经肝药酶代谢的药物合用时注意观察疗效，必要时可加量或换用其他药物
3. 长期饮酒可降低本品的浓度和疗效，但服药同时大量饮酒可增加血药浓度	服用时避免饮酒
4. 与氯霉素、异烟肼、保泰松、磺胺类合用可能降低本品代谢使血药浓度增加，增加本品的毒性	避免与肝药酶抑制剂合用时，必要时需减少本品给药剂量并进行血药浓度监测
5. 与抗凝剂合用，开始时增加抗凝效应，持续应用则降低	避免与抗凝剂合用，必要时需严密监测抗凝药物治疗效果及不良反应
6. 与含镁、铝或碳酸钙等药物合用时可能降低本品的生物利用度	与含镁、铝或碳酸钙等药物合用时应间隔 2~3 小时服用
7. 因本品可使血糖升高，降糖药物治疗效果会减弱	糖尿病患者使用本品时需监测血糖水平，必要时调整降糖药物给药剂量
8. 原则上使用多巴胺的患者，不宜用本品	避免与多巴胺合用
9. 本品与利多卡因或普萘洛尔合用时可能加强心脏的抑制作用	避免与利多卡因、普萘洛尔合用

续表

相互作用风险点描述	风险管控措施
10. 虽然本品消耗体内叶酸，但增加叶酸反可降低本品浓度和作用	与叶酸合用时，应经常监测本品血药浓度
11. 苯巴比妥或扑米酮对本品的影响很大，与丙戊酸类合用有蛋白结合竞争作用，与卡马西平合用，后者血药浓度降低	与苯巴比妥、扑米酮、丙戊酸钠合用时，需检测苯妥英浓度；与丙戊酸钠、卡马西平合用时，需监测后者血药浓度
12. 如合用大量抗精神病药或三环类抗抑郁药可能引起癫痫发作	避免与大量抗精神病药或三环类抗抑郁药合用，必要时需调整本品用量
苯巴比妥	
1. 本品为肝药酶诱导剂，可提高药酶活性，长期用药不但加速自身代谢，还可加速其他药物代谢。如在应用氟烷、恩氟烷、甲氧氟烷等制剂麻醉之前有长期服用巴比妥类药物者，可增加麻醉剂的代谢产物，增加肝脏毒性的危险	长期服用苯巴比妥的患者应避免使用氟烷、恩氟烷、甲氧氟烷等麻醉剂
2. 巴比妥类与氯胺酮（Ketamine）同时应用时，特别是大剂量静脉给药，增加血压降低、呼吸抑制的危险	本品避免与氯胺酮合用
3. 与口服抗凝药合用时，由于肝微粒体酶的诱导，加速了抗凝药的代谢，可降低后者的效应	与抗凝药合用时，应定期测定凝血酶原时间，从而决定是否调整抗凝药的用量
4. 与口服避孕药或雌激素合用，可降低避孕药的可靠性，因为酶的诱导可使雌激素代谢加快	需口服避孕药的患者避免使用本品，或换用其他避孕方式

续表

相互作用风险点描述	风险管控措施
5. 与肾上腺皮质激素、洋地黄类（包括地高辛）、土霉素或三环类抗抑郁药合用时，因为肝微粒体酶的诱导，可使这些药物代谢加快，可降低这些药物的效应	避免与地高辛合用，必要时需监测地高辛血药浓度
6. 与奎尼丁合用时，会增加奎尼丁的代谢而减弱其作用	与奎尼丁合用时，应按需调整奎尼丁用量
7. 与钙通道阻滞剂合用，可引起血压下降	慎与钙通道阻滞剂合用，必要时严密监测血压
8. 与氟哌啶醇合用治疗癫痫时，可引起癫痫发作形式改变	避免与氟哌啶醇合用，必要时需调整本品用量
9. 与吩噻嗪类和四环类抗抑郁药合用时可降低抽搐阈值，增加抑郁作用	避免与吩噻嗪类和四环类抗抑郁药合用
10. 与布洛芬类合用，可减少或缩短半衰期而减少作用强度	避免与布洛芬类合用
卡马西平	
1. 合用可增高卡马西平和（或）卡马西平 10,11– 环氧化物血浆水平的药物有：抗炎止痛药（右丙氧芬、布洛芬）、雄激素（达那唑）、抗细菌药物（大环内酯类抗生素、环丙沙星）、抗真菌药物（伊曲康唑、酮康唑、氟康唑、伏立康唑）、抗病毒药物（用于 HIV 治疗的蛋白酶抑制剂，如利托那韦）、抗结核药（异烟肼）、抗抑郁药（可能包括地昔帕明、氟西汀、氟伏沙明、奈法唑酮、帕罗西汀、曲唑酮、维洛沙秦）、抗	与会增高卡马西平和（或）卡马西平 10,11– 环氧化物血浆水平的药物合用时，可导致不良反应（如头晕、嗜睡、共济失调、复视），因此，当同时使用这些药物时应监测卡马西平血药浓度，根据监测的血浆水平，相应地调整卡马西平剂量

续表

相互作用风险点描述	风险管控措施
癫痫发作药物（司替戊醇、氨己烯酸）、抗组胺类药物（氯雷他定、特非那定）、抗精神病药（奥氮平）、碳酸酐酶抑制剂（乙酰唑胺）、心血管药物（地尔硫䓬、维拉帕米）、胃肠道药物（可能有西咪替丁、奥美拉唑）、肌松药（奥昔布宁、丹曲林）、血小板聚集抑制剂（噻氯匹定），其他药物及食物还有烟酰胺（仅在成人高剂量时）和葡萄柚	
2. 合用可增高活性代谢物卡马西平 10,11- 环氧化物血浆水平的药物有：洛沙平、喹硫平、扑米酮	
3. 可降低卡马西平血浆水平的药物有：抗癫痫药（非氨酯、甲琥胺、奥卡西平、苯巴比妥、苯琥胺、苯妥英钠和磷苯妥英、扑米酮、氯硝西泮）、抗肿瘤药（顺铂或阿霉素）、抗结核药物（利福平）、支气管扩张药或平喘药（茶碱、氨茶碱）、皮肤病治疗药物（异维 A 酸），其他药物还包括含有贯叶连翘（金丝桃属）的中草药制剂	与会降低卡马西平血浆水平的药物合用时，可导致不良反应（如头晕、嗜睡、共济失调、复视），因此，当同时使用以下药物时应监测卡马西平浓度，根据监测的血浆水平，相应地调整卡马西平剂量
4. 可降低以下药物的血浆水平：止痛剂、抗炎药（丁丙诺啡、美沙酮、对乙酰氨基酚、安替比林、曲马多）、抗生素（多西环素）、口服抗凝血药（如华法林、利伐沙班、达比加群、阿哌沙班和依度沙班）、抗抑郁药（氨非他酮、	卡马西平与其他药物联用可降低后者血药浓度时，需注意监测后者血药浓度

续表

相互作用风险点描述	风险管控措施
西酞普兰、舍曲林、曲唑酮、三环类抗抑郁药）、止吐药（阿瑞吡坦）、抗癫痫制剂（氯巴占、氯硝西泮、乙琥胺、非氨酯、拉莫三嗪、奥卡西平、扑米酮、噻加宾、托吡酯、丙戊酸、唑尼沙胺）、抗真菌药（伊曲康唑）、驱虫药（吡喹酮、阿苯达唑）、抗肿瘤药（伊马替尼、环磷酰胺、拉帕替尼、坦罗莫司）、抗精神病药（氯氮平、氟哌啶醇和溴哌利多、奥氮平、喹硫平、利培酮、齐拉西酮、阿立哌唑、帕潘立酮）、抗病毒药物（如茚地那韦、利托那韦、沙奎那韦）、抗焦虑药物（阿普唑仑、咪达唑仑）、支气管扩张药或平喘药（茶碱）、二氢吡啶类钙通道阻滞剂（非洛地平）、洋地黄类药物（地高辛）、皮质类固醇（如泼尼松龙、地塞米松）、用于勃起功能障碍的药物（他达拉非）、免疫抑制剂（环孢素、依维莫司、他克莫司、西罗莫司）、甲状腺素（左甲状腺素），其他药物如含有雌激素和（或）黄体酮的药品	
5. 可降低避孕药（口服激素类避孕药）的血药浓度，还有可能出现阴道大出血	需口服避孕药的患者避免使用本品，或换用其他避孕方式
6. 与左乙拉西坦合用可增加卡马西平诱导的毒性	与左乙拉西坦合用时注意监测肝功能

续表

相互作用风险点描述	风险管控措施
7. 与异烟肼联合使用可增加异烟肼诱导的肝脏毒性发生率	慎与异烟肼合用，合用时注意监测肝功能
8. 与锂盐或甲氧氯普胺合用，或与精神安定药（如氟哌啶醇、硫利达嗪）合用，会增加神经系统的不良作用	慎与锂盐或甲氧氯普胺合用，或与精神安定药（如氟哌啶醇、硫利达嗪）合用
9. 与对乙酰氨基酚合用，尤其是单次超量或长期大量，会导致肝脏中毒的危险增加，有可能使后者疗效降低	避免长期与乙酰氨基酚联用
10. 与碳酸酐酶抑制药合用，骨质疏松的危险增加	避免长期与碳酸酐酶抑制药合用
11. 与氯磺丙脲、氯贝丁酯、去氨加压素、赖安加压素、垂体后叶素、加压素等合用，可加强抗利尿作用	与氯磺丙脲、氯贝丁酯、去氨加压素、赖安加压素、垂体后叶素、加压素等合用时，需减少后者给药剂量
12. 与一些利尿药合并使用（如氢氯噻嗪、呋塞米）可能引起低钠血症	与氢氯噻嗪、呋塞米合用时需注意监测血钠浓度
13. 对非去极化肌松剂（如泮库铵）有拮抗作用	若必要可加大后者剂量，且应对患者严密监护，因为神经肌肉阻断的恢复可能比预想的要快
14. 可降低诺米芬辛的吸收并加快其消除	必要时可加大诺米芬辛剂量
15. 异维A酸改变卡马西平和10,11-环氧卡马西平的生物利用度和（或）清除率	与异维A酸合用时需监测卡马西平血药浓度

续表

相互作用风险点描述	风险管控措施
16. 会降低酒精耐受性	在治疗期间，建议患者戒酒
丙戊酸钠	
1. 可以增强其他精神系统药物的作用，如神经阻滞剂、单胺氧化酶抑制剂、抗抑郁药和苯二氮䓬类药	与神经阻滞剂、单胺氧化酶抑制剂、抗抑郁药和苯二氮䓬类药合用时，应进行临床监测，并按需调整后者剂量
2. 升高苯巴比妥的血浆浓度（由于抑制了肝脏的分解代谢）并有潜在的镇静作用，尤其是儿童	与苯巴比妥合用时，最初 15 天内要进行临床监测，如出现镇静情况，应立即减少苯巴比妥的剂量，必要时测定苯巴比妥的血药浓度，根据浓度调整剂量
3. 升高扑米酮的血浆水平，加重其不良反应（如镇静）；经过长期治疗，这些现象会消失	与扑米酮合用时，应进行临床监测，并按需调整后者剂量
4. 降低苯妥英的总血浆浓度，升高游离苯妥英的浓度，可能引起过量症状（丙戊酸将苯妥英由其血浆蛋白结合位点上置换下来，降低其肝脏分解代谢）	与苯妥英钠合用时，监测后者浓度
5. 可能引起卡马西平的毒性反应	与卡马西平合用时，在治疗开始时应进行血药浓度监测及临床监测，并按需要适时减少后者剂量
6. 降低拉莫三嗪的代谢，并将拉莫三嗪的平均半衰期提高近两倍。可能会导致拉莫三嗪毒性增加，尤其是严重的皮疹	与拉莫三嗪合用时，建议进行血药浓度监测和临床监测，并应适时减少后者剂量

续表

相互作用风险点描述	风险管控措施
7. 可升高齐多夫定的血浆浓度，从而增加齐多夫定的毒性	与齐多夫定合用时，应考虑减少后者剂量
8. 可减少多达 16% 的非氨酯平均清除率	与非氨酯合用时，可能需增加后者剂量
9. 可降低奥氮平的血浆浓度	与奥氮平合用时可能需增加奥氮平给药剂量
10. 可升高卢非酰胺的血浆浓度，升高程度取决于丙戊酸浓度	应谨慎与卢非酰胺合用，特别是在儿童中谨慎与卢非酰胺合用
11. 可能导致丙泊酚血液浓度的升高	与丙泊酚合用时，应考虑降低后者剂量
12. 与尼莫地平联合治疗可能升高 50% 的尼莫地平的血浆浓度	与尼莫地平联合治疗时，应考虑降低后者剂量
13. 与抗凝血药和抗血小板聚集药同时服用，可能会导致出血倾向增加	与抗凝血药和抗血小板聚集药合用时，需对凝血情况进行常规监测
14. 可将地西泮自其在血浆蛋白结合位点上置换下来，并抑制其代谢。在接受联合治疗的患者中，体内游离安定的血药浓度可能会升高，游离地西泮的血浆清除率和分布容积可能会降低（分别降低 25% 和 20%）。但是，半衰期仍维持不变	与地西泮合用时，应考虑降低后者给药剂量
15. 丙戊酸钠和劳拉西泮同时服用可使劳拉西泮的血药浓度最高降低 40%	与劳拉西泮合用时，应考虑增加后者给药剂量

续表

相互作用风险点描述	风险管控措施
16. 具有酶诱导作用的抗癫痫药物（包括苯妥英钠、苯巴比妥、卡马西平）会降低丙戊酸的血清浓度	本品与具有酶诱导作用的抗癫痫药物（包括苯妥英钠、苯巴比妥、卡马西平）联合治疗时，应根据临床反应和血液水平调整本品剂量
17. 联合使用非氨酯和丙戊酸钠时，丙戊酸的清除率降低了22%~50%，升高了丙戊酸的血浆浓度	与非氨酯联合治疗时，应监测丙戊酸钠的血浆浓度并调整剂量
18. 联合使用苯妥英钠或苯巴比妥，丙戊酸代谢水平可能增加，导致高氨血症	与苯妥英钠或苯巴比妥合用时，应仔细监测患者有无高氨血症的体征和症状
19. 甲氟喹增加丙戊酸代谢，并有引发惊厥作用；因此，在联合治疗时可能出现癫痫发作	服用本品期间，避免使用甲氟喹
20. 圣约翰草有降低丙戊酸钠血药浓度及抗惊厥疗效的风险	服用本品期间，避免使用圣约翰草或其制剂
21. 与水杨酸类药物合用时，会增加肝毒性风险	3 岁以下儿童应避免合用水杨酸类药物，患有发热性疾病的婴儿和儿童不应同时服用含丙戊酸和水杨酸的药品。患有发热性疾病的青少年，只有在医生指导下才可同时服用
22. 与高蛋白结合力的药物（阿司匹林）同时使用时，游离丙戊酸血清水平可能升高	与阿司匹林合用时，需监测丙戊酸钠血药浓度
23. 与西咪替丁或红霉素同时使用时，丙戊酸血清水平可能升高（由于肝脏代谢降低的结果）	与西咪替丁或红霉素合用时，需监测丙戊酸钠的血浆浓度并调整剂量

续表

相互作用风险点描述	风险管控措施
24. 与碳青霉烯类药物共同使用时，可导致丙戊酸在血液中的水平降低，在两天之内减少了60%~100%，有时会引发惊厥	应当避免对丙戊酸水平稳定的患者联合使用碳青霉烯类药物。如果不能避免使用此类抗生素进行治疗，可换为其他抗癫痫药物
25. 利福平可能降低丙戊酸的血液水平，导致缺乏疗效	与利福平联合用药时，可以按需调整丙戊酸的剂量
26. 与蛋白酶抑制剂如洛匹那韦、利托那韦合用会降低丙戊酸的血浆浓度	与蛋白酶抑制剂如洛匹那韦、利托那韦合用时，需监测丙戊酸钠浓度并按需调整丙戊酸钠的剂量
27. 与考来烯胺联合用药时，可能会引起丙戊酸血浆浓度的降低	与考来烯胺联合用药时，需监测丙戊酸钠浓度并按需调整丙戊酸钠的剂量
28. 与含雌激素类药物，包括雌激素类避孕药合用，由于雌激素是参与丙戊酸葡萄醛酸化的UDP-葡萄糖醛酸基转移酶（UGT）的异构体的诱导物，可能会增加丙戊酸盐的清除率，这会导致丙戊酸盐的血清浓度降低并潜在降低丙戊酸盐的疗效，相反，丙戊酸盐通常不具有酶诱导作用；因此，在接受激素避孕的妇女中，本品不会降低激素类避孕药的疗效	与含雌激素类药物，包括雌激素类避孕药合用时，需监测丙戊酸盐的血浆浓度
29. 与安乃近合用可降低丙戊酸血清水平，这可能导致丙戊酸临床疗效降低	与安乃近合用时，医生应监测临床反应（癫痫发作控制或情绪控制），并酌情考虑监测丙戊酸血清水平

续表

相互作用风险点描述	风险管控措施
30. 与甲氨蝶呤合用后，丙戊酸血清水平显著下降，并出现癫痫发作	与甲氨蝶呤合用时，医生应监测临床反应（癫痫发作控制或情绪控制），并酌情考虑监测丙戊酸血清水平
31. 与多种抗惊厥药物联合使用会增加肝损害的风险，尤其是在幼儿中。在所有年龄段的患者中，联合使用10~25mg/kg剂量的大麻二酚和丙戊酸盐的临床试验报告，19%的患者丙氨酸氨基转移酶（ALT）升高超过正常上限的3倍	与其他具有潜在肝毒性的抗惊厥药（包括大麻二酚）联合使用时，应进行适当的肝脏监测，如果肝脏参数出现显著异常，应考虑降低剂量或停药
32. 与托吡酯或乙酰唑胺联合用药可以引起脑病和（或）高氨血症	与托吡酯或乙酰唑胺联用时，需严密地监测血氨水平，高血氨性脑病的体征和症状
33. 联合使用丙戊酸盐和丙戊酸结合药物（如头孢妥仑匹酯、阿德福韦酯、匹美西林和匹氨西林）可降低肉毒碱水平，可能会引发低肉毒碱血症的发生	不建议本品联用丙戊酸结合药物（如头孢妥仑匹酯、阿德福韦酯、匹美西林和匹氨西林），对于无法避免联合用药的患者，应仔细监测低肉毒碱血症症状和体征
34. 与喹硫平联合用药可能增加发生中性粒细胞减少症、白细胞减少症的风险	与喹硫平联用时，需监测患者血常规，关注患者中性粒细胞及白细胞计数
氯硝西泮	
1. 与中枢抑制药合用可增加呼吸抑制作用	避免与中枢抑制药合用，必须合用时密切监测患者生命体征，关注有无呼吸抑制现象
2. 与易成瘾和其他可能成瘾药合用时，成瘾的危险性增加	避免与易成瘾药物合用

续表

相互作用风险点描述	风险管控措施
3. 与酒精、全麻药、可乐定、镇痛药、吩噻嗪类、单胺氧化酶A型抑制药和三环类抗抑郁药合用时，可彼此增效	与酒精、全麻药、可乐定、镇痛药、吩噻嗪类、单胺氧化酶A型抑制药和三环类抗抑郁药合用时，应调整二者用量
4. 与抗高血压药和利尿降压药合用，可使降压作用增强	与抗高血压药和利尿降压药合用时，需密切监测患者血压，必要时减低后者给药剂量
5. 与西咪替丁、普萘洛尔合用会使本药清除减慢，血浆半衰期延长	与西咪替丁、普萘洛尔合用时，需关注本品的不良反应
6. 与扑米酮合用会减慢后者代谢	与扑米酮合用时，需调整后者用量
7. 与左旋多巴合用时，可降低后者的疗效	与服用左旋多巴的帕金森患者服用本品时，需关注患者帕金森症状的控制情况，必要时需增加左旋多巴给药剂量
8. 与利福平合用，增加本品的消除，血药浓度降低	与利福平合用，需关注本品的治疗效果，必要时需增加本品给药剂量
9. 与异烟肼抑制本品的消除，致血药浓度增高	与异烟肼合用时，需关注本品的不良反应
10. 与地高辛合用，可增加地高辛血药浓度而致中毒	与地高辛合用时，注意监测地高辛的血药浓度
扑米酮	
1. 用药期间，酒精可增加中枢神经活动或呼吸的抑制	服药期间避免饮酒

续表

相互作用风险点描述	风险管控措施
2. 全麻药、具有中枢神经抑制作用的药、注射用硫酸镁与本品合用时可增加中枢神经活动或呼吸的抑制	全麻药、具有中枢神经抑制作用的药、注射用硫酸镁与本品合用时，前者用量需调整
3. 与抗凝药、皮质激素、洋地黄、地高辛、盐酸多西环素或三环类抗抑郁药合用时，由于本品对肝药酶的诱导作用，使这些药物代谢增快而疗效降低	与抗凝药、皮质激素、洋地黄、地高辛、盐酸多西环素或三环类抗抑郁药合用时，需调整后者用量
4. 与单胺氧化酶抑制药合用时，本品代谢抑制可能出现中毒	与单胺氧化酶抑制药合用时需谨慎，关注患者有无单胺氧化酶抑制药的中毒症状
5. 可减低维生素 B_{12} 的肠道吸收，增加维生素 C 由肾排出，由于肝药酶的正诱导，可使维生素 D 代谢加快	服用本品期间可适当补充维生素 B_{12}、维生素 C 及维生素 D
6. 与垂体后叶素合用，有增加心律失常或冠脉供血不足的危险	与垂体后叶素合用时，注意观察患者心率，必要时可行心电监护
7. 与卡马西平合用，由于两者相互的肝药酶正诱导作用而疗效降低	与卡马西平合用，应测定二者血药浓度并按需调整药物剂量
8. 与其他抗癫痫药合用，由于代谢的变化引起癫痫发作的形式改变，需及时调整用量	与其他抗癫痫药合用，需及时调整用量，必要进行血药浓度监测
9. 与丙戊酸钠合用时，本品血药浓度增加	与丙戊酸钠合用，应减少本品用量，避免引起中毒
10. 与苯巴比妥合用时，不良反应风险增加	不宜与苯巴比妥合用

续表

相互作用风险点描述	风险管控措施
11. 与苯妥英钠合用会使本品代谢加快	与苯妥英钠合用时需适当增加本品剂量
12. 与口服避孕药合用时，可致避孕失败	服用本品期间，建议采取其他非激素避孕方式
氯巴占	
1. 和阿片类药物合用时，苯二氮䓬类药物可能会显著加重阿片类药物相关的呼吸抑制	应限制氯巴占和阿片类药物合并使用的剂量和时间，并密切监测患者的呼吸抑制和镇静情况
2. 与其他中枢神经系统物制剂及酒精合用可能会增加镇静和嗜睡的风险	应告知患者或其家属不应将本品与其他中枢神经系统抑制剂或酒精合并使用，并警告本品可能会增强其他中枢神经系统抑制剂或酒精的作用
3. 与右美沙芬（CYP2D6 酶底物）合用时，后者的 AUC 和 C_{max} 分别增加 90% 和 59%	与右美沙芬（CYP2D6 酶底物）合用时，可能需要调整后者剂量
4. 与咪达唑仑（CYP3A4 酶底物）合用时，后者的 AUC 和 C_{max} 分别降低 27% 和 24%，代谢物 1-羟基咪达唑仑的 AUC 和 C_{max} 分别增加 4 倍和 2 倍	与咪达唑仑（CYP3A4 酶底物）合用时，不需要调整后者剂量
5. 是一种弱 CYP3A4 酶诱导剂。因部分激素类避孕药经过 CYP3A4 酶代谢，与本品合用可能会降低其药效	服用本品期间，建议采取其他非口服激素避孕方式

续表

相互作用风险点描述	风险管控措施
6. 抑制 CYP2D6 酶，经 CYP2D6 酶代谢的药物（如阿米替林、度洛西汀、舍曲林、美托洛尔）与本品合用时，其血药浓度可能会升高	经 CYP2D6 酶代谢的药物（如阿米替林、度洛西汀、舍曲林、美托洛尔）与氯巴占合用时，后者可能需调整剂量
7.CYP2C19 酶的强效和中效抑制剂可增加 *N*- 去甲基氯巴占（氯巴占的活性代谢物）的暴露量、增加与剂量相关的不良反应风险	与强效 CYP2C19 抑制剂（如氟康唑、氟伏沙明、噻氯匹定）或中效抑制剂（如奥美拉唑）合用时，可能需要调整氯巴占剂量
拉莫三嗪	
1. 口服避孕药可使本品的清除率升高	已服用激素类避孕药的妇女开始服用本品时，无需单纯根据患者使用激素类避孕药就调整本品剂量；已经服用拉莫三嗪维持剂量但没有服用拉莫三嗪葡萄醛酸化诱导剂的患者开始用激素类避孕药时，建议从激素类避孕药开始服用起，本品的维持剂量在大部分病例中需要增加，最多可能要增加 2 倍，本品剂量每周以 50~100mg/d 的速度增加，依据个体临床反应而定。除非临床反应支持增加更大的剂量，否则剂量增加不应该超过这种速度

续表

相互作用风险点描述	风险管控措施
2. 阿扎那韦/利托那韦已被证明可降低拉莫三嗪的血浆浓度	已服用阿扎那韦/利托那韦的患者开始服用本品时，无需单纯根据患者使用阿扎那韦/利托那韦就调整本品剂量；已服用维持剂量的拉莫三嗪并且未接受葡萄苷酸化作用诱导剂治疗的患者中，如果加用阿扎那韦/利托那韦，需要增加拉莫三嗪的剂量，如果停止阿扎那韦/利托那韦治疗，需要减少拉莫三嗪的剂量
3. 卡马西平、苯妥英钠、扑米酮、苯巴比妥、利福平、洛匹那韦/利托那韦、阿扎那韦/利托那韦、炔雌醇/左炔诺孕酮合剂可明显诱导拉莫三嗪葡萄糖醛酸转移酶，降低本品血药浓度	与卡马西平、苯妥英钠、扑米酮、苯巴比妥、利福平、洛匹那韦/利托那韦、阿扎那韦/利托那韦、炔雌醇/左炔诺孕酮合剂合用时根据实际情况增加给药剂量，具体方案可参照说明书用法用量
4. 丙戊酸盐可明显抑制拉莫三嗪葡萄糖醛酸转移酶，升高本品血药浓度	与丙戊酸钠合用时根据实际情况减少给药剂量，具体方案可参照用法用量
5. 正在服用卡马西平或奥卡西平的患者，服用拉莫三嗪之后有中枢神经系统反应的报道，包括恶心、视物模糊、头晕、复视和共济失调	服用卡马西平患者在服用本品后，若出现中枢神经系统反应，可减少卡马西平剂量，中枢神经系统反应可消失
6. 与托吡酯同时服用，可使后者的血药浓度升高 15%	正在服用托吡酯的患者加用本品时，需监测托吡酯血药浓度，并适当调整给药剂量

续表

相互作用风险点描述	风险管控措施
7. 在一些快速尿液药物筛查中干扰检测，导致假阳性结果，特别是苯环己哌啶	服用本品的患者若需要进行快速尿液药物筛查，应使用其他更加专属性的化学方法对苯环利定的阳性结果进行确认
奥卡西平	
1. 本品和其活性代谢物 MHD 抑制了 CYP2C19 酶。如果在服用大剂量本品的同时也服用了需经过 CYP2C19 代谢的药物（如苯巴比妥、苯妥英钠），可能导致这些药物血清浓度升高	与苯巴比妥、苯妥英钠合用，需要降低后者的给药剂量；本品和苯妥英钠联合使用时，当本品剂量超过 1200mg/d，需要降低苯妥英钠的剂量
2. 本品和其活性代谢物 MHD 对细胞色素 CYP3A4、CYP3A5 有诱导作用。CYP3A4、CYP3A5 与二氢吡啶类的钙通道阻滞剂、口服激素类避孕药和某些抗癫痫药（如卡马西平）的代谢有关。故能导致这些药物血清浓度降低	与二氢吡啶类的钙通道阻滞剂合用时，需关注患者血压控制情况，必要时调整后者给药剂量
3. 卡马西平、苯巴比妥、苯妥英钠和丙戊酸钠会降低奥卡西平活性代谢物 MHD 血药浓度	与苯巴比妥、苯妥英钠和丙戊酸钠合用时，需监测前者血药浓度，必要时需增加给药剂量
4. 本品会使炔雌醇和左炔诺孕酮的平均 AUC 分别降低 48%~52% 和 32%~52%	服用本品期间，建议采取其他非口服激素避孕方式
5. 本品结构与三环类抗抑郁药相似，与单胺氧化酶抑制剂同时使用可能会引发重度中枢神经系统毒性（5- 羟色胺综合征），有时伴有高血压、低血压、出汗	不推荐本品与单胺氧化酶抑制剂同时使用

续表

相互作用风险点描述	风险管控措施
6. 与锂剂联合使用能导致神经毒性反应增加	不推荐本品与锂剂同时使用
托吡酯	
1. 与苯妥英钠合用时，会使后者血药浓度升高	与苯妥英钠合用时，对任何出现临床上的毒性症状或异常体征的患者均应监测其苯妥英血药浓度
2. 苯妥英钠和卡马西平可降低托吡酯的血浆浓度	在托吡酯治疗时加用或停用苯妥英钠或卡马西平时可能需要调整托吡酯的剂量
3. 与地高辛同时服用，会使后者血清药时曲线下面积（AUC）下降 12%	服用地高辛治疗的患者加用或停用托吡酯时都应注意监测地高辛的血清浓度
4. 与口服避孕药合用时，避孕药的疗效可能会降低，非月经性出血可能会增加	建议采取其他非口服激素避孕方式，同时服用本品与含雌激素成分避孕药的患者，应随时向医生报告阴道流血的情况，并告知患者避孕可能会失败
5. 与氢氯噻嗪合用，会使本品的 C_{max} 升高 27%，AUC 增加 29%	在使用托吡酯时加入氢氯噻嗪，可能需要调整托吡酯的用药剂量
6. 与二甲双胍合用时，会使后者的 C_{max} 和 $AUC_{0\sim12h}$ 的平均值分别增加了 18% 和 25%，而 CL/F 平均值下降了 20%，但托吡酯并不影响二甲双胍的 T_{max}	在接受二甲双胍治疗的患者，若增加或停止托吡酯的治疗，应密切监测血糖，以有效地控制其糖尿病病情

续表

相互作用风险点描述	风险管控措施
7. 与吡格列酮合用时，会使后者的活性羟基代谢产物的稳态 C_{max} 和 AUC 分别下降 13% 和 16%，活性酮基代谢产物的稳态 C_{max} 和 AUC 均下降 60%	与吡格列酮合用时，应密切监测血糖，以有效地控制其糖尿病病情
8. 与格列本脲合用时，会使后者的血浆 AUC_{24h} 有 25% 的下降，其活性代谢物 4– 反式羟基格列本脲（M1）和 3– 顺式羟基格列本脲（M2）分别下降了 13% 和 15%	与格列本脲合用时，应密切监测血糖，以有效地控制其糖尿病病情
9. 与丙戊酸合用与血氨过多有关，可伴有或不伴有脑病出现；在托吡酯和丙戊酸合用时，不管是在有血氨过多还是在没有血氨过多的情况下，均伴随出现了低体温（定义为核心体温降低至＜ 35℃，排除其他医疗措施导致的低温）	与丙戊酸盐合并用药时，应注意患者有无出现血氨过多或低体温现象，尤其是在托吡酯起始治疗时或加量期
10. 与维生素 K 拮抗剂类抗凝药物合用后，可能会导致凝血酶原时间 / 国际标准化比值（PT/INR）下降	与维生素 K 拮抗剂合并给药期间，应密切监测 INR
唑尼沙胺	
肝药酶诱导药物会增加唑尼沙胺的代谢和清除，并降低其半衰期。对于唑尼沙胺每次用药剂量为 400mg 的患者，如果同时使用苯妥英钠、卡马西平或苯巴比妥等肝药酶诱导性抗癫痫药物，唑尼沙胺的半衰期在 27~38 小时；如果同时使用的是丙戊酸等非肝药酶诱导性抗癫痫药物，则唑尼沙胺的半衰期为 46 小时。同时使用诱导或抑制 CYP3A4 的药物，将会改变唑尼沙胺的血清浓度	与苯妥英钠、卡马西平、苯巴比妥联用时，需注意观察癫痫控制情况，并及时调整本品用量

续表

相互作用风险点描述	风险管控措施
加巴喷丁	
1. 与氢可酮合用时，后者的暴露量降低	与氢可酮合用时，必要时可增加氢可酮给药剂量
2. 与吗啡合用时，可能会导致中枢神经系统的抑制症状，如嗜睡、镇静或呼吸抑制	与吗啡合用时，应密切观察患者中枢神经系统的抑制症状，如嗜睡、镇静或呼吸抑制
3. 与含有氢氧化铝、氢氧化镁的抗酸剂合用时，本品的平均生物利度降低了约 20%	若本品需与抗酸剂合用，建议在服用抗酸剂后至少 2 小时后服用本品
氨己烯酸	
1. 可导致一定程度上的苯妥英血药浓度降低	与苯妥英钠合用时，根据临床症状可考虑调整苯妥英钠的剂量
2. 可增加氯硝西泮的 C_{max}，导致氯硝西泮相关不良反应增加	应避免与氯硝西泮合用，需合用时请减少后者给药剂量
拉考沙胺	
1. 与 CYP2C9 强效抑制剂（如氟康唑）和 CYP3A4 强效抑制剂（如伊曲康唑、酮康唑、利托那韦、克拉霉素）合并治疗时，可能导致本品全身暴露量增加	应谨慎与 CYP2C9 强效抑制剂（如氟康唑）和 CYP3A4 强效抑制剂（如伊曲康唑、酮康唑、利托那韦、克拉霉素）合用，联用时应监测拉考沙胺血药浓度，根据浓度调整给药剂量

续表

相互作用风险点描述	风险管控措施
2. 利福平或圣约翰草（贯叶连翘）等强效酶诱导剂，可能会中等程度地降低本品的全身暴露量	服用本品时，与利福平或圣约翰草（贯叶连翘）等强效酶诱导剂治疗时应谨慎，联用时可监测拉考沙胺血药浓度，根据浓度调整给药剂量
吡仑帕奈	
1. 12mg/d 的本品与口服避孕药合并使用时，会降低左炔诺孕酮暴露量（C_{max} 和 AUC 的平均值均降低 40%），对炔雌醇 AUC 无影响，而 C_{max} 则降低 18%，因此可能会降低含孕酮的激素避孕药疗效	对需要服用本品 12mg/d 的女性应考虑采取其他非激素避孕方式
2. 与卡马西平、奥卡西平、苯巴比妥、苯妥英钠、托吡酯合用时，本品的血药浓度会下降 20%~70%	与卡马西平、奥卡西平、苯巴比妥、苯妥英钠、托吡酯合用时，联用时可监测血药浓度，根据浓度调整给药剂量
3. 与卡马西平、氯巴占、拉莫三嗪、丙戊酸合用时，后者的血药浓度会下降 10%	与卡马西平、氯巴占、拉莫三嗪、丙戊酸合用时，联用时可监测血药浓度，根据浓度和临床症状可考虑适当增加后者给药剂量
4. 与奥卡西平合用时，后者的血药浓度会上升 35%	与奥卡西平合用时，联用时可监测血药浓度，根据浓度调整给药剂量
5. 本品每日 1 次，每次 6mg，持续 20 天可使咪达唑仑 AUC 降低 13%	长期服用本品的患者使用咪达唑仑时，根据临床症状可考虑适当增加咪达唑仑给药剂量

续表

相互作用风险点描述	风险管控措施
6. CYP3A4 抑制剂酮康唑（每次 400mg，每日 1 次，持续 10 天）可使本品 AUC 增加 20%，并使本品半衰期延长 15%	与 CYP3A4 抑制剂合用时，可考虑适当减少本品给药剂量

第四节　超说明书用药

超说明书用药是指药品的应用超出国家药监部门批准、生产企业提供的药品说明书和标签界定范围，包括但不限于超出适应证、剂量、给药途径、给药频率、疗程或人群等。经评估同时满足以下情形时，可考虑超说明书用药：①针对病情尚无有效或更好的治疗方法，且可能严重影响患者的生活质量和疾病预后，或造成公共卫生问题；②具有循证医学证据支持；③根据超说明书用药管理规定，取得患者和（或）近亲属的知情同意；④通过医疗机构管理部门或机构审批，如医疗机构药事管理与药物治疗委员会和（或）伦理委员会；⑤不得以试验、研究或其他关乎医务人员自身利益为目的使用。

超说明书用药，既是临床诊疗需求，又是患者治疗权益，但是其面临潜在的用药风险，因此，为了保障癫痫患者治疗的安全性，规范临床用药行为，规避医疗风险，需要对抗癫痫发作药的超说明书用药风险进行管理。抗癫痫发作药的超说明书用药及风险管理见表 3-7。

表 3-7　抗癫痫发作药的超说明书用药及风险管理

通用名	超说明书内容			风险点描述及管控措施
	适应证	人群	用法用量	
丙戊酸	偏头痛预防性治疗	/	推荐每日剂量 500~1000mg，每日最大剂量 1800mg	注意监测恶心、嗜睡、震颤、脱发、体重增加、肝功能异常、多囊卵巢等不良反应。肝脏疾病或明显肝功能损害、妊娠期患者禁用。育龄期女性服用时需关注其对生殖系统的不良反应
左乙拉西坦	发作性偏头痛预防性治疗	/	推荐每日剂量 500~1000mg	注意监测头晕、乏力、嗜睡、食欲减退等不良反应
托吡酯	12岁及以上患者偏头痛的预防	/	推荐每日剂量 25~100mg，每日最大剂量 200mg	注意监测嗜睡、认知和语言障碍、共济失调、感觉异常、体重减轻、泌尿系结石等不良反应。泌尿系结石的患者禁用。托吡酯可加速口服避孕药的代谢，从而降低避孕效果

续表

通用名	超说明书内容			风险点描述及管控措施
	适应证	人群	用法用量	
加巴喷丁	偏头痛预防性治疗	/	推荐每日剂量900~1800mg，每日最大剂量2700mg	注意监测眩晕、恶心、呕吐、嗜睡、抽搐、共济失调等不良反应。急性胰腺炎的患者禁用
普瑞巴林	偏头痛预防性治疗	/	推荐每日剂量150~300mg，每日最大剂量600mg	注意监测头晕、乏力、嗜睡、共济失调、意识模糊、思维异常等不良反应
加巴喷丁	癌痛（神经病理性疼痛）	/	推荐起始剂量为每日300mg，每日3次，可缓慢逐渐滴定至有效剂量，维持剂量为每日900~1800mg	常见的不良反应及禁忌事项同上 为避免头晕、困倦、嗜睡等不良反应，建议遵循晚上开始、小量使用、逐渐加量、缓慢减量的原则
普瑞巴林	癌痛（神经病理性疼痛）	/	推荐起始剂量为每日150mg，分两次服用，维持剂量为每日150~600mg	常见的不良反应及禁忌事项同上 为避免头晕、困倦、嗜睡等不良反应，建议遵循晚上开始、小量使用、逐渐加量、缓慢减量的原则
加巴喷丁	糖尿病周围神经病变（神经病理性疼痛）	/	初始剂量为100~300mg，每日1~3次，推荐剂量为900~3600mg/d	常见的不良反应及禁忌事项同上 可能存在血糖波动、出血性胰腺炎等风险反应，应密切监测血糖和其他不良反应症状等
普瑞巴林	糖尿病周围神经病变（神经病理性疼痛）	/	参见美国FDA说明书	常见的不良反应及禁忌事项同上 普瑞巴林在高龄患者中的药品不良反应更明显，可以通过减少起始剂量、逐渐递增剂量来缓解

续表

通用名	超说明书内容			风险点描述及管控措施
	适应证	人群	用法用量	
加巴喷丁	脊髓损伤相关的神经病理性疼痛	/	临床试验中加巴喷丁的最大剂量为1800~3600mg/d	可能对改善睡眠有积极影响，但也需要对白天过度镇静进行监测
普瑞巴林	脊髓损伤相关的神经病理性疼痛	/	参见美国FDA说明书	可能对改善睡眠有积极影响，但也需要对白天过度镇静进行监测
奥卡西平	神经病理性疼痛	/	推荐起始剂量为每日300mg，维持剂量为每日600~1800mg	注意监测头晕、乏力、恶心、呕吐、视物模糊等常见的不良反应。对本品任何成分或艾司利卡西平过敏、房室传导阻滞的患者禁用
拉莫三嗪	/	儿童（<2岁）	/	注意监测恶心、呕吐、头晕、头痛、嗜睡、困倦、共济失调、复视等剂量相关不良反应；易激惹、攻击行为、房室传导阻滞、心律失常等长期治疗不良反应；Stevens-Johnson综合征、中毒性表皮坏死松解症、皮疹、肝衰竭、再生障碍性贫血等特异体质不良反应。对本品和本品中任何成分过敏的患者禁用 注意对低龄患儿进行常规的拉莫三嗪血药浓度监测，同时结合患儿的癫痫控制情况，建立适合该患儿的有效血药浓度范围和药物剂量。若出现疑似药物过量和药物中毒现象，可随时采样确证

续表

通用名	超说明书内容			风险点描述及管控措施
	适应证	人群	用法用量	
拉莫三嗪	Ⅰ型双相情感障碍	/	参见美国FDA说明书	不良反应及禁忌事项同上 推荐拉莫三嗪用于治疗Ⅰ型双相情感障碍的急性情绪发作，不推荐用于治疗急性躁狂或者混合发作。拉莫三嗪治疗双相情感障碍的血药浓度实验室预警值为30μg/ml 拉莫三嗪用于老年患者应慎重，通常应从最低剂量开始逐渐加量
氯硝西泮	惊恐障碍	/	参见美国FDA说明书	注意监测共济失调、镇静等剂量相关不良反应；攻击行为、多动（儿童）、易激惹等长期治疗不良反应；偶见白细胞减少等特异体质不良反应。哺乳期、妊娠期妇女和新生儿禁用 由于惊恐障碍患者对躯体症状常较为敏感，因此药物起始治疗应从小剂量开始。惊恐障碍常伴有显著功能丧失、高自杀意念和自杀尝试率、物质滥用和抑郁比例，虽然药物治疗有效，尤其对于具有场所恐惧症状的患者，仍应考虑某些认知行为疗法

续表

通用名	超说明书内容			风险点描述及管控措施
	适应证	人群	用法用量	
吡仑帕奈	原发性全身性强直阵挛性癫痫发作的辅助治疗（≥ 12 岁）	/	参见美国 FDA 说明书	头晕、嗜睡、易激惹是吡仑帕奈常见的不良反应，多与剂量相关。建议低起始剂量（≤ 2mg）、缓慢加量（间隔≥ 2 周），以降低不良反应的发生率及减轻严重程度。使用吡仑帕奈前，应充分评估患者既往是否存在任何精神疾病史。尽管治疗期间精神、神经系统严重不良事件并不常见，但仍需密切监测。一旦出现抑郁、自杀倾向等，应及时停止用药。对本品的活性成分或乳糖过敏、不耐受的患者禁用
唑尼沙胺	癫痫部分性发作的单药治疗	1~16 岁儿童	起始剂量为每日 2~4mg/kg，分 1~3 次服用，每隔 1~2 周增加剂量，逐渐增加至每日 4~8mg/kg，分 1~3 次服用。每日最大剂量为 12mg/kg	注意监测头晕、头痛、乏力、嗜睡、厌食、运动失调、白细胞降低等剂量相关不良反应；自杀行为和想法、肾结石等长期治疗不良反应；皮疹、复视、近视、高热、少汗症、闭角型青光眼、氨基转移酶异常等特异体质不良反应。对本品或磺酰胺类药物过敏的患者禁用

第五节　处方审核

根据2018年我国发布的《医疗机构处方审核规范》，明确药师是处方审核工作的第一责任人。通过对抗癫痫药物的处方审核，对不合理处方进行干预，促进临床合理用药，确保患者用药安全。处方审核主要风险点如下。

一、审核药师资质

1. 具有药师及以上药学专业技术职务任职资格。

2. 具有3年及以上门急诊或病区处方调剂工作经验。

3. 接受过处方审核相应岗位的专业知识培训并考核合格。

4. 对于麻醉药品、精神药品、抗菌药物等国家法律法规有审核人员要求的，负责其处方审核的药师，还应当符合国家法律法规相关要求。

二、审核依据

包括药品说明书、国家药品管理相关法律法规和规范性文件、国家处方集、国家卫生健康主管部门发布的临床诊疗规范、指南和临床路径等权威技术资源。

三、审核流程

审核流程包括信息系统审核和人工审核两种方式。

1. 药师对处方的合法性、规范性、适宜性逐一审核。

2. 药师审核为合理的处方，在纸质处方上手写签名（或加盖专用印章）或在电子处方上进行电子签名，处方经药师签名或签章后进入收费、调配环节。

3. 信息系统筛选出的不合理处方及软件不能审核的部分，药师应进行人工审核或复核。

4. 审核判定为不合理处方，药师应联系处方医师或处方科室，建议其修改或者重新开具处方，经处方医师或处方科室修改或重新开具的处方再次进入处方审核流程。

四、审核要素

1. 合法性

处方开具人需根据《执业医师法》取得医师资格，并执业注册。处方开具时，需根据《处方管理办法》在执业地点取得处方权。麻醉药品、第一类精神药品、医疗用毒性药品、放射性药品、抗菌药物等药品处方，是否具有相应处方权的医师开具。处方的效期为开具当日有效，特殊情况需延长效期的，最长不超过 3 日。

2. 规范性

处方书写是否符合规定的标准和格式，处方医师签名或加盖的专用签章有无备案，电子处方是否有处方医师的电子签名；处方前记、正文和后记是否符合《处方管理办法》有关规定，条目是否规范，文字是否正确、清晰、完整。

3. 适宜性

处方用药与临床诊断是否相符；处方剂量和用法是否正确，单次处方总量是否符合规定；剂型与给药途径是否适宜；是否有重复给药和相互作用的情况；是否存在配伍禁忌；是否存在用药禁忌；溶媒的选择、用法用量是否适宜，静脉输注的药品给药速度是否适宜；是否存在其他用药不适宜情况。

第六节　看似听似药品

“看似”药品是指外包装颜色、形状、图案、大小等非常相似的药品，包括药品名称（商品名与通用名）“看似”与药品包装“看似”药品两种，二者均易导致用药差错事件。

“听似”药品即名称相似药品，是指药品名称读音相近或仅有个别字不同的药品。包括通用名“听似”、商品名“听似”和商品名与通用名“听似”3类。抗癫痫治疗看似听似（LASA）药品的风险评估见表3-8、表3-9。

表3-8 抗癫痫治疗LASA药品（看似）风险评估

药品A	药品B	风险点	风险管控措施
丙戊酸钠片	维生素C片	药品包装“看似”	药品柜中分开放置，分区域摆放、制作LASA药品图片和清单，组织药师定期学习、辨识LASA药品
奥卡西平片（0.3克/片）	奥卡西平片（0.15克/片）		
拉莫三嗪片	左乙拉西坦片		
卡马西平片	双氯芬酸钠缓释片		
拉考沙胺片（100mg）	拉考沙胺片（50mg）	药品包装“看似”但不同规格	

表3-9 抗癫痫治疗LASA药品（听似）风险评估

药品A	药品B	风险点	风险管控措施
苯巴比妥片	苯妥英钠片	通用名“听似”	药品柜中分开放置，分区域摆放、制作LASA药品图片和清单，组织药师定期学习、辨识LASA药品
奥卡西平片	卡马西平片		
拉莫三嗪分散片	盐酸雷莫司琼口内崩解片		
左乙拉西坦缓释片	左乙拉西坦口服溶液		
托吡酯片	甲巯咪唑片		
乙琥胺糖浆	琥乙红霉素片		
布立西坦片	吡拉西坦片		

4

第四章

特殊人群使用风险管理

第一节　老年人

癫痫是老年人群常见的神经系统疾病之一，仅次于卒中和痴呆。癫痫的发病率按年龄呈明显的双峰样分布，好发于儿童和老年人，50 岁以上人群随年龄增加发病率呈现稳定上升趋势，75 岁以上人群发病率最高。随着人口老龄化加剧，老年癫痫人群也在不断扩大。在老年患者中，一部分是新发癫痫，另一部分是慢性癫痫患者逐渐老龄化。在基于人群的研究中，老年新发癫痫的发病率为 1‰ ~3‰，大概是年轻患者的 2~6 倍。老年人的癫痫患病率 2%~5%，是年轻患者的 3~4 倍。急性症状性癫痫发作在老年人群中常见，60 岁以上人群发病率为 0.55‰ ~1.00‰，男性发病率高于女性；老年癫痫的死亡率高于年轻人群，合并疾病的发生率也较高，病因复杂，诊断和治疗面临许多挑战。老年患者的生理和病理特点决定了选择抗癫痫发作药物时须慎重，尤其需注意药物之间的相互作用、药代动力学特点及不良反应。老年人癫痫治疗用药的风险管理见表 4–1。

表 4-1　老年人癫痫治疗用药的风险管理

药物	风险点	风险管理措施
苯妥英钠	服药期间可能出现眼球震颤、共济失调、食欲下降、恶心呕吐、攻击行为、巨幼细胞贫血。痤疮、齿龈增生、面部粗糙、多毛、骨质疏松、小脑及脑干萎缩（长期大量使用）、性欲缺乏、维生素 K 和叶酸缺乏 长期服用需关注心血管的影响，快速静滴苯妥英钠可导致低血压及心律失常，禁用于心率小于 60 次 / 分或合并二、三度房室传导阻滞患者 长期使用苯妥英钠会增加颈总动脉内膜中层厚度 苯妥英钠可以影响心电图的 P–R 间期、Q–T 间期	缓慢加量，维持较低的有效治疗剂量，注意进行血药浓度监测 定期监测血压、心电图、维生素及微量元素 每年至少检测一次血维生素 D、钙、磷酸盐和碱性磷酸酶，日常每日补充钙和维生素 D_3
苯巴比妥	服药期间可能出现疲劳、嗜睡、抑郁情绪，并产生兴奋、攻击行为、记忆力下降。突然停药可能出现戒断症状，如焦虑、失眠。苯巴比妥可能影响心电图的 Q–T 间期	老年人可能对巴比妥类药物更敏感，缓慢加量，维持较低的有效治疗剂量，注意进行血药浓度监测 避免突然停药
卡马西平	本品具有高致敏性，老年患者需关注皮肤及附件系统的不良反应。包含皮疹、Stevens–Johnson 综合征。使用期间可引起头晕、视物模糊、恶心、困倦、中性粒细胞减少，也可引起再生障碍性贫血，肝损害 长期使用卡马西平会增加颈总动脉内膜中层厚度	用药前建议测定 HLA 基因型，若有突变避免使用；缓慢加量，维持较低的有效治疗剂量，注意进行血药浓度及血钠监测 定期监测心电图，关注 P–Q 间期及老年患者心率。定期完善颈动脉超声检查。关注老年患者尿潴留情况 建议每年至少检测一次血维生素 D、钙、磷酸盐和碱性磷酸酶，日常每日补充钙和维生素 D_3

续表

药物	风险点	风险管理措施
卡马西平	卡马西平应避免应用于合并前列腺疾病或其他尿路梗阻的老年患者 长期使用卡马西平患者具有较高的骨折发生风险 长期使用卡马西平患者易引起低钠血症 老年患者对本品敏感者多，常可引起认知功能障碍、激越、不安、焦虑、精神错乱、房室传导阻滞或心动过缓，也可引起再障	
丙戊酸钠	服药期间可能出现震颤、厌食、恶心、呕吐、困倦等 与年轻的成年患者相比，老年患者（年龄＞68岁）清除丙戊酸钠的能力出现下降。更需关注血小板减少、急性胰腺炎、丙戊酸钠脑病的风险 老年患者使用丙戊酸钠需关注泌尿系统的影响，丙戊酸钠（900mg/d）可能导致可逆性日间遗尿	服用本品应下调起始给药剂量，给药剂量的增加速度应该更加缓慢，并且需要规律地对液体和营养物质的摄取、脱水、嗜睡以及其他不良事件进行监测。当患者食物和液体的摄取量出现下降，或者患者出现嗜睡，那么应该考虑下调丙戊酸钠的给药剂量或者停止丙戊酸钠治疗。应基于耐受性和临床反应来确定最终的治疗剂量。注意进行血药浓度监测
乙琥胺	治疗儿童失神癫痫首选，不良反应少，发生率低，常见有嗜睡、头痛、恶心，且症状轻微可耐受	用药经验有限

续表

药物	风险点	风险管理措施
氯硝西泮	氯硝西泮为苯二氮䓬类药物，可能会引发老年患者嗜睡、头晕、头痛、兴奋、不安、乏力、言语不清、行为障碍等 老年人中枢神经系统对本品较敏感，用药易产生呼吸困难、低血压、心动过缓和过度镇静，甚至心跳停止	剂量选择应该谨慎，通常从低剂量开始，并预防摔倒。老年患者肝、肾、心功能下降的频率增高，并发症的频率增高
扑米酮	老年患者对本品及其代谢产物的肾清除降低，少数老年患者可出现认知功能障碍、烦躁不安、兴奋或嗜睡 偶发皮疹、血小板减少、狼疮样综合征	个体间血药浓度差异很大，用药需个体化
氯巴占	在任何推荐剂量下，老年患者的血药浓度通常都较高，而且老年患者体内氯巴占的消除速率较慢	应缓慢进行剂量滴定。老年患者的初始剂量为5mg/d，可逐渐增加至10~20mg/d，如果患者耐受，可进一步增加至每日最大剂量40mg
拉莫三嗪	使用拉莫三嗪需关注心电图改变，本品可以影响患者心电图的P–R间期、Q–T间期，可能轻微延长P–Q间期及降低老年患者心率 还需关注泌尿系统的影响，可能引起会阴部灼烧感及尿痛	无需对推荐方案进行剂量调整，定期监测心电图，关注P–R间期、Q–T间期、P–Q间期及老年患者心率

续表

药物	风险点	风险管理措施
左乙拉西坦	与健康成人相比，老年人的药物全身总清除率下降了38%，半衰期延长了2.5小时 左乙拉西坦增加易激惹、愤怒和攻击行为的发生率	根据肾功能状况调整剂量，并定期监测肾功能
奥卡西平	需关注对心血管系统的影响，可能影响老年患者心电图的P–R间期 需关注对泌尿系统的影响，其发挥类似抗利尿激素样作用，导致水潴留 需关注对骨骼健康的影响，具有较高的骨折发生风险 易发生低钠血症，尤其在伴有肾功能不全或合并使用降低血钠的药物时	避免用于房室传导阻滞、合并前列腺疾病或其他尿路梗阻的老年患者 建议每年至少监测一次血维生素D、钙、磷酸盐和碱性磷酸酶，日常每日补充钙和维生素D_3 应尽可能缓慢加量，维持较低的有效治疗剂量，注意进行血药浓度监测。有肾功能损害的老年人，调整药物剂量。对易发生低钠血症的患者，进行血清钠的监测
托吡酯	需关注对泌尿系统的影响，托吡酯可能导致肾结石及代谢性酸中毒 托吡酯增加易激惹、愤怒和攻击行为的发生率。在无潜在肾病的老年患者中，托吡酯的血浆清除率无变化	老年患者用药同成人，对于年龄相关性肾功能损害的老年人（肌酐清除率＜70ml/min），因清除率降低，可能需要调整剂量

续表

药物	风险点	风险管理措施
唑尼沙胺	需关注认知或行为不良反应，并关注体重下降风险 老年患者中肝、肾或心脏功能下降以及伴随疾病或其他药物治疗的频率较高	剂量选择应谨慎，应尽可能缓慢加量，维持较低的有效治疗剂量
加巴喷丁	需关注泌尿系统的影响，可能会导致老年患者出现大小便失禁，多发生于治疗初期1~4周，停药后可恢复 需关注骨骼健康的影响，具有较高的骨折发生风险 由于加巴喷丁通过肾脏排泄，肾功能受损患者使用加巴喷丁发生毒性反应的风险增大	老年人的剂量选择应谨慎，通常从低剂量范围开始。由于老年患者肾功能下降的可能性较大，在剂量选择上应谨慎，并应根据肌酐清除率进行剂量调整 建议每年至少检测一次血维生素D、钙、磷酸盐和碱性磷酸酶，日常每日补充钙和维生素D_3
非氨酯	需关注胃肠道反应如恶心、呕吐、厌食等，神经系统反应如头晕、失眠、疲倦、复视等，但都较轻微 非氨酯与丙戊酸钠合用时，本品的血药浓度增加；与苯妥英钠、卡马西平合用时，本品血药浓度降低，而苯妥英钠和丙戊酸的浓度会增加，卡马西平的血药浓度会降低	需关注非氨酯与其他药物合并应用的副作用，主要是由于本品与其他抗癫痫药之间存在相互作用，故合用时应调整剂量 非氨酯与其他抗癫痫药物合用时，需监测血药浓度

续表

药物	风险点	风险管理措施
氨己烯酸	需关注中枢神经系统反应、胃肠道反应及感觉系统反应，氨己烯酸可导致视网膜神经纤维层不可逆弥漫性萎缩，对视网膜的外周区域（而不是黄斑或中央区域）的影响最大 健康老年人（≥ 65 岁）的氨己烯酸清除率比健康年轻男性低 36%。应考虑调整给药剂量或给药频率，老年患者可能对较低的维持剂量有反应	老年患者更容易出现肾功能下降，在选择氨己烯酸剂量时应谨慎，可能需要监测肾功能，应考虑调整剂量和给药频率
拉考沙胺	需关注对心血管系统的影响，拉考沙胺可以影响患者心电图的 P–R 间期	用于老年患者时，应考虑年龄相关的肾脏清除率下降以及 AUC 水平升高，谨慎进行剂量滴定
吡仑帕奈	需关注对神经系统的影响，吡仑帕奈可致易激惹、愤怒和攻击行为的发生率升高	无需调整剂量 65 岁及以上患者的剂量滴定应缓慢进行，滴定期间增加剂量的频率不超过每 2 周一次
普瑞巴林	需关注对心血管系统的影响，普瑞巴林有加重心力衰竭的作用 65 岁以上人群中更常见：头晕、视物模糊、平衡障碍、震颤、意识模糊、协调异常和嗜睡	普瑞巴林主要由肾脏排泄，对伴有肾功能损害的老年患者，毒性反应风险更大，有必要减少普瑞巴林剂量

续表

药物	风险点	风险管理措施
布立西坦	本品可在不影响认知功能的情况下，有效减少发作频率，从而降低了意外受伤的风险。其余证据较少	应谨慎选择老年患者的剂量，通常从剂量范围的低值开始
卢非酰胺	需关注嗜睡、呕吐、头痛、疲劳、头晕、恶心的用药风险，以及罕见的流感样症状、鼻咽炎、皮疹、共济失调和复视 有家族性短 Q–T 间期综合征病史的患者中，卢非酰胺与猝死和室性心律失常 / 颤动的风险增加相关 国内尚未上市	老年患者同时使用卢非酰胺与其他可能缩短 Q–T 间期的药物时需谨慎
替加宾	在临床评估期间，65 岁以上的患者资料有限，需特别关注头晕、嗜睡、头痛、震颤等	老年患者用药经验有限

第二节　妊娠期与哺乳期妇女

一、妊娠期妇女

癫痫是最常见的中枢神经系统慢性疾病之一，其中约 40% 的女性癫痫患者处于育龄期。与男性患者相比，育龄期女性癫痫患者面临着来自家庭和社会的多方压力，心理与生理等方面的负担更大。面对怀孕和抗癫痫药物致畸不良反应，育龄期女性癫痫患者容易因担心药物不良反应而放弃怀孕，或仅维持极小药物剂量，甚至自行停止给药，导致妊娠期癫痫频繁发作，增加妊娠期风险。妊娠期妇女癫痫治疗用药的风险管理见表 4–2。

表 4–2　妊娠期妇女癫痫治疗用药的风险管理

药物	风险点	风险管理措施
苯妥英钠	可通过胎盘，可能会致畸	权衡利弊后，任何可以使用本品控制癫痫发作的患者在怀孕期间都应继续服用本品，并定期监测血药浓度和维持有效血药浓度，分娩后应重新调整血药浓度。分娩前一个月应补充维生素 K，分娩后应立即给新生儿服用维生素 K，以降低出血风险 服用苯妥英钠的患者每日补充小剂量叶酸以预防胎儿神经管畸形
苯巴比妥	可通过胎盘，妊娠期长期服用可引起依赖性和新生儿戒断综合征；可因维生素 K 含量减少引起新生儿出血；妊娠晚期或分娩时，因胎儿肝功能尚未成熟引起新生儿（尤其是早产儿）呼吸抑制；可对胎儿产生致畸作用	维生素 K 具有治疗或预防作用 权衡利弊，如果需要使用，应定期监测血药浓度 如果在分娩过程中使用了苯巴比妥，则应准备好抢救设备

续表

药物	风险点	风险管理措施
卡马西平	会穿过胎盘，致畸风险与剂量有关。卡马西平每天的安全总剂量为 700mg，但在东亚人群中的安全阈值尚不清楚	妊娠初期需谨慎使用 对服用卡马西平的患者定期监测血药浓度和血钠水平，并每天补充小剂量叶酸，以预防胎儿神经管畸形 妊娠期妇女在怀孕期间使用卡马西平会增加新生儿出血的风险，因此建议在新生儿出生时肌内注射维生素 A 哺乳期妇女不宜使用
丙戊酸	可能会增加高雄激素血症和多囊卵巢综合征的风险，甚至影响生育能力 可穿过动物和人体的胎盘屏障。患有癫痫的妇女在怀孕期间接触丙戊酸会导致其子女智商降低、学习能力下降和自闭症谱系障碍	除非没有治疗癫痫的合适替代方案，否则丙戊酸禁用于治疗妊娠期癫痫 除非符合避孕计划的条件，否则有生育能力的妇女禁用丙戊酸 权衡利弊后，在有必要使用时，应尽量维持单药治疗的最低有效剂量。对于已经服用丙戊酸的女性患者，建议在考虑怀孕前重新评估并尝试改用其他药物 正在使用丙戊酸的计划外怀孕女性，如果癫痫发作控制良好，不建议在怀孕期间临时更换丙戊酸，调整到较低剂量即可；如果癫痫发作控制不佳，可尝试更换为起效较快的新型抗癫痫药物，或添加新型抗癫痫药物并维持较低剂量的丙戊酸 当丙戊酸的日总剂量 ≤ 650mg 时，致畸率为 6.3%，超过这一剂量，致畸率明显升高 服用丙戊酸的患者每日补充低剂量叶酸以预防胎儿神经管畸形

续表

药物	风险点	风险管理措施
乙琥胺	会穿过胎盘，有婴儿出生缺陷的报道	妊娠期妇女慎用；建议以最低有效剂量进行单药治疗。妊娠前测量基线血清浓度一次或两次，癫痫发作控制稳定的妇女可在妊娠期间每月监测一次
氯硝西泮	可通过胎盘分泌到母乳中，在妊娠三个月内使用会增加胎儿致畸的风险；在妊娠后期使用会影响新生儿的中枢神经活动；在分娩前和分娩过程中使用会导致新生儿体温过低、张力过低、呼吸抑制和喂养困难。此外，在妊娠晚期服用苯二氮䓬类药物的母亲所生的婴儿可能在出生后产生依赖性和戒断症状	妊娠期妇女慎用；目前还没有对妊娠期妇女服用氯硝西泮进行过充分的对照研究
扑米酮	会穿过胎盘，可能会致畸，有报道称胎儿会出现苯妥英综合征（生长迟缓、颅面和心脏畸形、指甲和指关节发育不良）。通过胎儿肝酶诱导可导致维生素 K 缺乏	哺乳期妇女使用本品应权衡利弊应在妊娠最后一个月补充维生素 K，以预防新生儿出血，患者在妊娠后应尽量减少联合用药

续表

药物	风险点	风险管理措施
氯巴占	在妊娠大鼠和兔子的器官形成期或整个妊娠期和哺乳期给药氯巴占会导致发育毒性，包括增加胎儿畸形和死亡率 尚未对妊娠期妇女进行充分和对照良好的研究 在妊娠中晚期、分娩前或分娩过程中使用苯二氮䓬类药物需要仔细考虑其风险。风险包括胎儿活力下降和（或）胎儿心率变异、“婴儿松软综合征”、依赖性和戒断	妊娠期用药前应权衡药物的潜在益处和对胎儿的潜在风险。告知妊娠期妇女和育龄妇女药物对胎儿的潜在风险
拉莫三嗪	现有数据显示，妊娠期接触拉莫三嗪的女性癫痫患者安全风险较低，致畸风险与剂量有关，拉莫三嗪的安全日总剂量为325mg，但在东亚人群中的安全值并不明确	妊娠期妇女的血药浓度与孕前水平相比会有不同程度的降低，拉莫三嗪的降低幅度可达 70%。建议服用拉莫三嗪的妊娠期妇女每月监测一次血药浓度
左乙拉西坦	现有数据表明，怀孕期间接触左乙拉西坦的女性癫痫患者的安全风险较低 妊娠期妇女长期服用左乙拉西坦的经验尚未证实会产生与药物相关的重大先天缺陷或流产风险	怀孕期间，左乙拉西坦的血药浓度可能会降低 30%~50%。这种情况在妊娠晚期更为明显。建议定期监测孕期血药浓度，并根据浓度和临床控制情况调整剂量

续表

药物	风险点	风险管理措施
奥卡西平	在结构上与卡马西平密切相关，而卡马西平被认为对人类有致畸作用，目前尚无关于奥卡西平对妊娠期妇女发育风险的充分数据 有限的妊娠数据表明，妊娠期间服用奥卡西平可能会导致严重的先天缺陷 奥卡西平单药治疗与先天性畸形［室间隔缺损、房间隔缺损、腭裂伴唇裂、唐氏综合征、髋关节发育不良（双侧和单侧）、结节性硬化症和先天性耳畸形］有关 抗癫痫药物可能会导致叶酸缺乏，而叶酸缺乏是胚胎畸形的一个可能原因	女性患者如果在接受本品治疗期间怀孕、计划怀孕或需要在怀孕期间开始接受本品治疗，必须仔细权衡药物的疗效与可能的致畸风险，这在妊娠头三个月尤为重要。应给予最低有效剂量，并建议其接受产前初步筛查 怀孕期间奥卡西平的血药浓度可能会降低 30%~50%，癫痫发作频率可能会增加，因此应在怀孕期间和分娩后密切监测患者的血药浓度 孕前和孕期应补充叶酸 母亲在怀孕期间使用奥卡西平会增加新生儿出血的风险，因此建议新生儿在出生时肌内注射维生素 A
托吡酯	本品可穿过胎盘，脐带和母体血液中的药物浓度也与之相似 婴儿罹患先天性畸形［如唇裂和（或）腭裂等颅面缺陷、尿道下裂和各种身体系统畸形］的风险升高。有报道称，本品单药或联合用药均可能增加早产、低出生体重和一过性代谢性酸中毒的风险	托吡酯只有在利大于弊的情况下才能在妊娠期使用；妊娠期托吡酯的血药浓度会降低 30%~ 50%，因此应在妊娠期和产后对患者进行密切监测 妊娠期妇女在怀孕期间使用托吡酯会增加新生儿出血的风险，建议新生儿在出生时肌内注射维生素 A

续表

药物	风险点	风险管理措施
唑尼沙胺	尚未研究唑尼沙胺对妊娠期妇女的影响，动物实验表明，唑尼沙胺可能导致出生缺陷和其他严重的妊娠问题	只有当对母亲的益处明显大于对胎儿的潜在危害时，才能在怀孕期间使用唑尼沙胺
加巴喷丁	新一代抗癫痫药物（如加巴喷丁）可改善妊娠期的药物耐受性，对胎儿的致畸性也低于传统药物 在小鼠、大鼠和兔子的非临床研究中，以≤临床剂量给妊娠动物服用加巴喷丁，结果表明会产生发育毒性（骨骼和内脏异常的胎儿数量增加，胚胎死亡率上升） 目前还没有关于妊娠期妇女服用加巴喷丁的经验	临床医生应充分告知患者服用加巴喷丁可能有致畸风险 只有在对获益／风险进行全面评估之后方可使用
非氨脂	在动物生殖研究中未观察到不良事件。上市后的人类病例报道包括胎儿死亡、生殖器畸形、无脑畸形、脑部增大和胎盘功能紊乱	只有当对母亲的益处明显大于对胎儿的潜在危害时，才能在怀孕期间使用本品

续表

药物	风险点	风险管理措施
氨己烯酸	目前尚无关于本品对妊娠期妇女发育风险的充分数据 从病例报道和队列研究中获得的与妊娠期妇女使用氨己烯酸有关的数据有限，尚未确定重大先天缺陷、流产或不良母婴后果的风险与药物有关 动物数据显示，在临床相关剂量下，氨己烯酸会产生发育毒性，包括胎儿畸形增加以及后代的神经行为和神经组织病理学影响	只有当对母亲的益处明显大于对胎儿的潜在危害时，才能在孕期使用氨己烯酸
拉考沙胺	没有足够的数据表明妊娠期妇女使用拉考沙胺与发育风险有关 动物数据显示，在妊娠期服用拉考沙胺的大鼠发现了发育毒性（胚胎和围产期死亡率增加、生长缺陷），在产后发育期（相当于人类妊娠晚期）服用拉考沙胺的大鼠观察到了神经发育毒性 拉考沙胺在体外已被证明会干扰脑衰竭反应调节蛋白 -2 的活性，因此不能排除对中枢神经系统发育的不利影响	除非明确需要（对母亲的益处大于对胎儿的潜在风险），否则怀孕期间不得使用本品

续表

药物	风险点	风险管理措施
吡仑帕奈	目前还没有足够的数据说明妊娠期妇女使用吡仑帕奈会对发育造成危害。有关妊娠期妇女使用吡仑帕奈的数据有限 动物研究未显示吡仑帕奈对大鼠或兔子有任何致畸作用，但在母体毒性剂量水平下，对大鼠观察到了胚胎毒性	不建议未采取避孕措施的育龄妇女使用本品。吡仑帕奈可能会降低含有黄体酮的激素避孕药的效果。因此，建议使用其他非激素避孕方法 不建议在怀孕期间服用本品
普瑞巴林	孕早期服用普瑞巴林可能会导致胎儿出现重大先天缺陷	只有当对母亲的益处明显大于对胎儿的潜在危害时，才可考虑在孕期使用普瑞巴林 育龄妇女在治疗期间必须采取有效的避孕措施
布立西坦	尚不明确适应证人群中重大先天缺陷和流产的背景风险 在动物研究中，当母体血浆暴露量大于临床暴露量时，有发育毒性证据（兔子胚胎－胎儿死亡率增加，胎儿体重下降；大鼠后代生长缓慢，性成熟延迟，长期神经行为变化）	只有当对母亲的益处明显大于对胎儿的潜在危害时，才能在妊娠期间使用布立西坦

续表

药物	风险点	风险管理措施
卢非酰胺	尚不明确适应证人群中重大先天缺陷和流产的背景风险 仅用于特定脑病，尚未在中国上市	只有当对母亲的益处明显大于对胎儿的潜在危害时，才能在怀孕期间使用卢非酰胺
替加宾	目前还没有针对妊娠期妇女的充分和良好对照研究 动物研究表明，给怀孕大鼠和兔子服用替加宾的剂量超过人体治疗剂量时，会对胚胎–胎儿发育产生不良影响，包括致畸作用	只有当对母亲的益处明显大于对胎儿的潜在危害时，才能在妊娠期使用替加宾

二、哺乳期妇女

母乳喂养对婴儿健康的益处已得到广泛认可。对于服用抗癫痫药物的哺乳期女性而言，尽管药物会通过母乳分泌，但暴露于抗癫痫药物总体上是安全的。哺乳期等级分为 L1~L5 级，公认的分级名称为安全、较安全、可能安全、潜在风险、有风险。相对婴儿剂量（Relative Infant Dose，RID）是评价药物泌乳风险的重要指标，RID < 10% 被认为是安全的。研究表明，母亲在服用抗癫痫药物期间进行母乳喂养，不会对其子女的近远期精神运动发育产生不良影响。需注意的是，在母乳喂养期间，应密切观测新生儿是

否出现药物相关不良反应，如嗜睡、喂养困难、易怒和哭闹等症状，如存在则可以考虑暂停母乳喂养。哺乳期妇女癫痫治疗用药的风险管理见表 4-3。

表 4-3 哺乳期妇女癫痫治疗用药的风险管理

药物	风险点	风险管理措施
苯妥英钠	哺乳 L2，RID 0.6%~7.7%。苯妥英在母乳中分泌。应同时考虑母乳喂养对发育和健康的益处和母亲对苯妥英钠的临床需求 应考虑苯妥英钠或潜在母体状况对母乳喂养婴儿的任何潜在不良影响	建议服用苯妥英钠的母亲避免母乳喂养
苯巴比妥	哺乳 L4，RID 24%。哺乳期妇女服用苯巴比妥时应谨慎，因为少量巴比妥类药物会从乳汁中排出。哺乳期应用可引起婴儿的中枢神经系统抑制	哺乳期妇女慎用
卡马西平	哺乳 L2，RID 3.8%~5.9%。卡马西平及其环氧化物代谢物在哺乳期间转移到母乳中。本品分泌入乳汁的浓度约为血药浓度 60%	哺乳期妇女不宜应用。卡马西平对接受母乳喂养的婴儿可能产生严重不良反应，应权衡药物对母亲的重要性，决定是停止哺乳还是停止用药
丙戊酸	哺乳 L4。丙戊酸钠在母乳中排泄。已发表的文献研究中指出母乳中丙戊酸钠的存在相当于母体血清水平的 1%~10%	到目前为止，基于文献信息和临床经验，在考虑到本品的安全性，可以考虑母乳喂养，特别是血液疾病的情况下
乙琥胺	哺乳 L4，RID 31.4%~73.5%。乙琥胺被排泄到母乳中。建议哺乳期妇女服用乙琥胺时要谨慎	哺乳期妇女慎用，加拿大建议不要在服用乙琥胺时进行母乳喂养

续表

药物	风险点	风险管理措施
氯硝西泮	哺乳 L3，RID 2.8%。氯硝西泮对母乳喂养婴儿和产奶量的影响尚不明确	应将母乳喂养对婴儿发育和健康的益处与母亲对氯硝西泮的临床需求，以及氯硝西泮或潜在孕产妇疾病对母乳喂养婴儿的任何潜在不良影响一起考虑
扑米酮	哺乳 L4，RID 8.4%~8.6%。本品可分泌入乳汁中，接受扑米酮治疗的母亲的乳汁中含有大量本药物，导致婴儿的中枢神经受到抑制或嗜睡	建议将扑米酮治疗母亲的哺乳期新生儿出现过度嗜睡和困倦作为停止哺乳的指征
氯巴占	哺乳 L3。氯巴占会从母乳中排出。目前还没有关于氯巴占对乳汁分泌影响的数据 上市后经验中，曾有母乳喂养期间婴儿出现嗜睡和喂养困难等不良反应报道	应监测通过母乳暴露于氯巴占的婴儿是否出现镇静、喂养不良和体重增长不良的情况
拉莫三嗪	哺乳 L2，RID 9.2%~18.27%。拉莫三嗪存在于母乳中 新生儿和年幼婴儿存在通过母乳暴露于高药物浓度的风险。若妊娠期增加拉莫三嗪剂量，但分娩后未减少剂量，母体血清和乳汁内药物浓度可能会在产后升至较高水平 目前尚无拉莫三嗪对泌乳量影响的数据。据报道使用拉莫三嗪进行母乳喂养的婴儿会出现皮疹、呼吸暂停、嗜睡、吸吮不良和体重增加等不良反应	应密切监测母乳喂养婴儿因拉莫三嗪引起的不良事件。如果出现问题，应检测婴儿血清水平以排除药物毒性。婴儿出现拉莫三嗪毒性反应时应停止母乳喂养

续表

药物	风险点	风险管理措施
左乙拉西坦	哺乳 L2，RID 3.4%~7.8%。左乙拉西坦从乳汁中排泄。目前尚无关于左乙拉西坦对母乳喂养婴儿的影响或产乳量的影响的数据	母乳喂养对婴儿发育和健康的益处应与母亲对左乙拉西坦的临床需要，左乙拉西坦对母乳喂养婴儿的任何潜在不利影响或母亲的潜在状况的影响综合考虑
奥卡西平	哺乳 L3。服用奥卡西平后，奥卡西平和其活性代谢物（MHD）在人乳中分泌。二者的乳汁 / 血清浓度比值为 0.5，其影响尚不清楚	应结合母亲对奥卡西平的临床需要，以及奥卡西平或潜在的母体状况对母乳喂养婴儿的任何潜在不良影响，考虑母乳喂养对发育和健康的益处
托吡酯	哺乳 L3，RID 24.68%~55.65%。托吡酯会在人乳中排泄 托吡酯对产奶量的影响尚不清楚。有报道，接受托吡酯治疗母亲的母乳喂养婴儿会出现腹泻和嗜睡	母乳喂养的益处应与母亲对托吡酯的临床需求以及托吡酯或潜在母体状况对母乳喂养婴儿的任何潜在不利影响一起考虑
唑尼沙胺	哺乳 L4，RID 18.88%~44.1%。唑尼沙胺可经人乳排泄 哺乳期妇女慎用唑尼沙胺	由于唑尼沙胺可能对哺乳婴儿产生严重不良反应，因此在决定停止哺乳或停药时，应考虑药物对母亲的重要性
加巴喷丁	哺乳 L2，RID 6.6%。口服加巴喷丁后药物可经乳汁分泌 加巴喷丁对母乳喂养婴儿和产奶量的影响尚不能明确	哺乳期妇女在必须使用本品时应停止哺乳或停药
非氨脂	哺乳 L4。非氨脂在母乳中排泄	在获得更多数据之前，不建议母乳喂养

续表

药物	风险点	风险管理措施
氨己烯酸	哺乳 L3，RID 1.5%~2.7%。氨己烯酸可经人乳排泄 氨己烯酸对母乳喂养婴儿和乳汁分泌的影响尚不清楚	由于氨己烯酸可能对婴儿产生严重不良反应，因此不建议母乳喂养。如果母乳喂养的婴儿暴露于氨己烯酸，应观察是否有任何潜在的不良影响
拉考沙胺	哺乳 L3。目前尚无数据证明拉考沙胺存在于人类乳汁中，也没有足够的数据来确定拉考沙胺会影响母乳喂养婴儿或乳汁分泌 对哺乳期大鼠的研究表明，拉考沙胺和其代谢物会在乳汁中排泄	应考虑母乳喂养对发育和健康的益处，母体对拉考沙胺的临床需要以及拉考沙胺或潜在母体状况对母乳喂养婴儿的任何潜在不良影响
吡仑帕奈	目前尚无关于吡仑帕奈在母乳中是否存在、对母乳喂养儿童的影响或对乳汁分泌的影响的数据 对哺乳期大鼠的研究表明，吡仑帕奈和（或）其代谢产物可分泌至乳汁内	应评估哺乳对儿童产生的获益及治疗对女性产生的获益，以决定停止哺乳或停止 / 避免吡仑帕奈治疗
普瑞巴林	哺乳 L3，RID 7.18%。普瑞巴林可分泌到人乳中 在哺乳期妇女的乳汁中检测到少量普瑞巴林。母乳喂养婴儿通过母乳接触普瑞巴林存在潜在致瘤风险。目前尚无评估普瑞巴林对乳汁分泌与母乳喂养婴儿的影响	须考虑哺乳对孩子的益处及治疗对母亲的益处，以决定是停止哺乳还是停止普瑞巴林治疗

续表

药物	风险点	风险管理措施
布立西坦	没有关于人乳汁中是否存在布立西坦、药物对母乳喂养婴儿的影响或药物对乳汁分泌影响的数据 对哺乳期大鼠的研究表明，布立西坦或代谢物可经乳汁排泄	应综合考虑母乳喂养对婴儿发育和健康的益处、母亲对布立西坦的临床需求、布立西坦或母体基础疾病对母乳喂养婴儿的任何潜在不良影响
卢非酰胺	本品国内未上市，可能通过乳汁排泄	哺乳期妇女应根据本品对其的重要性，选择停止哺乳或停止用药
替加宾	哺乳 L3。替加宾和（或）其代谢产物在人乳中的排泄水平尚未确定，对哺乳婴儿的影响也是未知 对大鼠的研究表明，替加宾和（或）其代谢产物在乳汁中排泄	只有当获益明显大于风险时，才在哺乳期妇女中使用替加宾

第三节　肝肾功能不全患者

一、肝功能不全患者

癫痫是一种反复发作的神经系统慢性疾病，在选择抗癫痫药物时，除了考虑其适应证、安全性、耐受性和经济性之外，抗癫痫药物的药代动力学特点也不可忽视。常用的抗癫痫药物依据其肝肾代谢特点分为以下三类：第一类是主要经肝脏代谢，需经肝脏生物转化，涉及相关代谢酶，如卡马西平、奥卡西平、丙戊酸、拉莫三嗪等，此类药物肝功能不全患者使用受限；第二类是主要进过肾脏排泄，几乎可以完全以原型经肾脏清除，如普瑞巴林、加巴喷丁，肾功能不全患者需调整剂量；第三类是肝肾双通道清除，一部分经由肝脏代谢，另一部分以原型经肾排泄，需同时评估患者肝肾功能。肝功能不全患者癫痫治疗用药的风险管理见表 4-4。

表 4-4　肝功能不全患者癫痫治疗用药的风险管理

药物	风险点	风险管理措施
苯妥英钠	肝脏是苯妥英生物转化的主要场所，肝功能受损的患者、老年患者或重病患者可能会出现早期中毒症状 有酶诱导作用，可对某些诊断产生干扰，如地塞米松实验，甲状腺功能试验，使血清碱性磷酸酶，丙氨酸氨基转移酶、血糖浓度升高 嗜酒会使本品的血药浓度降低	用药期间需检查血常规、肝功能、血钙、口腔、脑电图、甲状腺功能，并经常随访血药浓度，防止毒性反应；避免用药期饮酒 CYP2C9 功能降低患者的用药：CYP2C9 中代谢或慢代谢者（*1/*3、*2/*2、*3/*3）的苯妥英血清浓度可能高于正常代谢者（*1/*1）。因此，已知的中代谢型或慢代谢型患者最终可能需要较低剂量的苯妥英，以维持与正常代谢患者相似的稳态浓度

续表

药物	风险点	风险管理措施
苯巴比妥	48%~65% 在肝脏代谢，用药者有出现肝炎和肝功能紊乱不良反应	肝功能不全者慎用（应减小剂量并从小剂量开始用药），严重肝功能不全者禁用
卡马西平	本品主要经肝脏 CYP3A4 代谢，不到 1% 的药物经肾脏以原型排泄，是 CYP450 肝药酶的强诱导剂，并具有自身诱导作用，加速自身代谢。加速其他合用药物，如口服避孕药、华法林、地高辛、环孢素和他克莫司的代谢，具有较多的药物相互作用 与对乙酰氨基酚合用可引起肝脏毒性	严重肝功能不全者禁用 与其他药物合用时，如华法林、地高辛、环孢素、他克莫司，需监测后者浓度及临床效果 与对乙酰氨基酚联用时需监测肝功能
丙戊酸	丙戊酸几乎完全在肝脏中代谢，涉及的代谢途径包括葡萄糖醛酸化作用（UGT1A6、UGT1A9、UGT2B7）、β 氧化，少量经过 CYP 酶系列（CYP2C9、CYP2C19、CYP2A6）代谢，具有肝药酶抑制作用。与拉莫三嗪、卡马西平或苯巴比妥合用，抑制其代谢 在肝硬化患者中，游离丙戊酸钠的清除率（CL/F）下降 50%，游离分数成倍增加，在中重度肝硬化患者中，其剂量至少减少 50%	急性肝炎、慢性肝炎、有严重肝炎或病史或家族史者禁用 与其他抗癫痫药物联用时需监测血药浓度 肝硬化患者避免使用，确需使用时需严密监护患者用药过程出现的不良反应，并结合血药浓度调整剂量
乙琥胺	乙琥胺可能引起肝损害 乙琥胺能使动物肝脏产生形态和功能上的变化 在人类中，有异常肝功能的研究报道	肝功能不全者慎用；建议接受该药治疗的患者定期进行肝功能检查

续表

药物	风险点	风险管理措施
氯硝西泮	氯硝西泮需要经过肝脏代谢，因此肝脏疾病可能会影响氯硝西泮的消除	禁用于严重肝脏疾病患者。肝功能不全者慎用 长期使用氯硝西泮治疗时，建议定期进行血细胞计数和肝功能检查
扑米酮	可能引起本品在体内蓄积	肝功能不全者慎用
氯巴占	氯巴占经肝脏代谢，有关肝功能损害对氯巴占药代动力学影响的数据有限 关于氯巴占在重度肝功能损害患者中的代谢信息尚不充分	在剂量递增时应缓慢进行 建议对轻至中度肝功能不全患者（Child-Pugh 评分 5~9）调整剂量。推荐起始剂量均为 5mg/d。如患者可耐受，可根据体重以“Lennox Gastaut 综合征（LGS）患者癫痫发作的联合治疗 - 成人常用剂量”中所示剂量的一半进行缓慢滴定，必要时，根据临床反应，可在第 21 天开始滴定直至最大剂量（20mg/d 或 40mg/d，视体重而定）。严重肝损伤患者本品代谢信息尚不充分，无法为此类患者提供剂量建议

续表

药物	风险点	风险管理措施
拉莫三嗪	拉莫三嗪通过尿苷二磷酸葡萄糖醛酸转移酶代谢 拉莫三嗪在健康人和不同级别的肝硬化患者中的药动学研究显示，中度肝功能不全患者与健康人比较，其 $t_{1/2}$、CL/F 无差异，但在严重肝硬化有腹腔积液和无腹腔积液患者中，CL/F 分别是健康人的 60% 和 36% 拉莫三嗪的平均表观清除率在肝功能受损分级（Child–Pugh 分级）A、B、C 级的患者中分别为 0.31，0.24 和 0.10ml/（min · kg），健康受试对照组为 0.34ml/（min · kg）	B 和 C 级肝功能受损患者服药应减量 对于无腹腔积液的严重肝硬化患者，剂量需要减少 25%，而在有腹腔积液的严重肝硬化患者中，剂量需要减少 50% 监测血药浓度，可根据血药浓度和临床反应调整递增和维持剂量
左乙拉西坦	在有轻度（Child–Pugh A）至中度（Child–Pugh B）肝功能损伤的患者中，左乙拉西坦的药代动力学没有变化。在严重肝功能损害（Child–Pugh C）的患者中，药物的全身清除率为正常人的 50%	轻中度肝功能损害的患者无需要调整剂量，严重肝功能损害患者，需评估肾功能 对于严重肝功能受损的患者，肌酐清除率可能低估肾功能不全的程度，所以，如果患者的肌酐清除率小于 60ml/min，日剂量应减半
奥卡西平	肝脏代谢，对重度肝功能损害患者未进行过服用本品的临床试验	有轻中度肝功能损害的患者，不必进行药物剂量调整 有重度肝功能损害患者未进行过服用本品的临床实验，故慎用

续表

药物	风险点	风险管理措施
托吡酯	伴有中重度肝损伤的患者，其托吡酯的血浆清除率平均下降26%。	肝功能受损患者的托吡酯清除率可能降低，应慎用本品 先天性代谢障碍或肝线粒体活性降低者，出现伴发或不伴发脑病的血氨增高风险较高，应加强监测
唑尼沙胺	唑尼沙胺在肝脏中代谢 唑尼沙胺在肝功能损伤患者的药代动力学尚未进行研究	肝脏疾病患者应谨慎使用唑尼沙胺治疗，且可能需要更慢的剂量滴定速度和更频繁的肝功能监测
加巴喷丁	由于加巴喷丁不被代谢，所以未在肝功能损伤的患者中进行研究	未在肝功能损伤的患者中进行研究
非氨脂	本品可能发生再生障碍性贫血及肝脏损伤 上市后的评估表现急性肝功能衰竭与非氨脂的使用有关	对于有肝功能障碍病史的患者，不应使用非氨脂
氨己烯酸	氨己烯酸代谢不明显	尚未研究本品在肝功能损伤患者中的药代动力学
拉考沙胺	轻中度肝功能损伤患者可进行剂量调整，对于肝功能损伤的患者或合并存在肾功能损伤的患者，应谨慎调整剂量 尚未在重度肝功能损伤患者中进行试验	轻中度肝功能损伤患者的最高推荐剂量为300mg/d，或者最大剂量减少25%，并监测血药浓度；不建议拉考沙胺用于重度肝功能损伤患者 正在联合服用CYP3A4或CYP2C9强抑制剂的肝功能不全患者可能需要根据血药浓度减少拉考沙胺的剂量

续表

药物	风险点	风险管理措施
吡仑帕奈	吡仑帕奈用于轻中度肝功能损害患者时，剂量增加应基于临床反应及耐受性	轻中度肝功能损害患者，可按 2mg/d 的剂量开始滴定。应根据患者耐受性和有效性，以 2mg 剂量。每两周或更长时间上调一次滴定剂量 轻中度肝功能损害患者使用本品剂量不应超过 8mg/d，需监测血药浓度 不建议用于重度肝功能损害患者
普瑞巴林	普瑞巴林不发生显著代谢，主要以原型药物形式从尿中排出，预计肝功能损伤不会显著改变普瑞巴林血浆浓度	肝功能损伤患者，无需调整用药剂量
布立西坦	布立西坦主要通过酰胺部分的水解代谢形成相应的羧酸代谢物，其次通过在丙基侧链上的羟基化形成羟基代谢物。水解反应由肝和肝外水解酰胺酶介导	16 岁及以上患者，推荐初始剂量为每日 2 次，每次 25mg，最大维持剂量每日 2 次，每次 75mg
卢非酰胺	国内未上市，资料不全	/
替加宾	有肝脏疾病时，在体内的清除率减少	肝功能损害的患者用药时可能需要减小药物的首剂量及维持剂量和（或）延长给药间隔

二、肾功能不全患者

抗癫痫药物不良反应的管理是目前癫痫诊疗的关键点之一，多见于第一代抗癫痫药物，但目前抗癫痫药物相关肾功能损伤的报道相对较少。抗癫痫药物与肾功能之间存在着复杂的联系，第一代抗癫痫药物主要经肝脏代谢后清除，而新型抗癫痫药物更多地经肾脏排泄，因此在用药时需进一步关注其对肾功能的影响。

抗癫痫药物引起的肾功能损伤可分为剂量依赖性和免疫相关非剂量依赖性。剂量依赖性肾损伤主要是药物对肾脏细胞直接毒性损伤或药物引起肾脏内分泌代谢异常所致，与血浆蛋白结合率、相关竞争拮抗药物、代谢酶、肾脏排泄和重吸收等因素有关。肾功能损伤者药物代谢动力学的变化也增加了对药物管理的挑战（表 4–5）。

表 4–5　肾功能不全患者癫痫治疗用药的风险管理

药物	风险点	风险管理措施
苯妥英钠	肾脏或肝脏疾病患者或低白蛋白血症患者的未结合苯妥英浓度会增加	监测苯妥英血清游离浓度，根据浓度调整剂量

续表

<table>
<tr><th>药物</th><th>风险点</th><th>风险管理措施</th></tr>
<tr><td>苯巴比妥</td><td>27%~50% 以原型从肾脏排出
血液透析可清除 20%~50%
腹膜透析可清除 35%~40%</td><td>肾功能受损患者应减少剂量，透析患者需要补充剂量并监测血药浓度
<table>
<tr><th>肌酐清除率（ml/min）</th><th>方案调整建议</th></tr>
<tr><td>＞ 10</td><td>无需调整</td></tr>
<tr><td>＜ 10</td><td>每 12~16 小时给药 1 次</td></tr>
<tr><td>血液透析</td><td>正常用量，透析后补充 50% 剂量</td></tr>
<tr><td>腹膜透析</td><td>透析后补充 50% 剂量</td></tr>
<tr><td>CRRT</td><td>正常用量，监测血药浓度</td></tr>
</table></td></tr>
<tr><td>卡马西平</td><td>本品主要经在肝脏 CYP3A4 代谢，不到 1% 的药物经肾脏以原型排泄，是 CYP450 肝药酶的强诱导剂，并具有自身诱导作用，加速自身代谢</td><td>肾功能不全患者使用卡马西平无需调整剂量。卡马西平在透析过程中较少被透析清除，无需进行额外补充。但也有研究报道，卡马西平在血液透析过程中可使血药浓度下降 22%~50%，临床使用中应监测血药浓度</td></tr>
<tr><td>丙戊酸钠</td><td>丙戊酸钠以原型经肾排泄的比例＜ 2%
肾功能不全（肌酐清除率＜ 10ml/min）的患者对非结合的丙戊酸钠清除率略有下降（27%）；但是，血液透析通常会使丙戊酸钠的浓度下降约 20%</td><td>肾功能不全患者无需调整剂量
在低通量或普通血液透析中清除分数较少（约 20%），其 $t_{1/2}$ 在透析和非透析人群中无差异，可能无需调整剂量
针对高通量的血液透析，其清除分数增加，可能需要补充剂量
均需监测血药浓度</td></tr>
</table>

续表

<table>
<tr><th>药物</th><th>风险点</th><th>风险管理措施</th></tr>
<tr><td>乙琥胺</td><td>乙琥胺有肾功能异常的报道，对于已知肾疾病的患者，应格外谨慎</td><td>肾功能不全者慎用；建议所有接受该药的患者定期进行肾功能检查</td></tr>
<tr><td>氯硝西泮</td><td>氯硝西泮的代谢产物通过肾脏排泄
肾脏疾病对氯硝西泮药动学影响的研究未进行</td><td>为避免药物过多在体内积累，使用该药物时应对肾功能受损的患者慎重
肾功能不全或者透析患者，不需要调整剂量或补充剂量</td></tr>
<tr><td>扑米酮</td><td>可能引起本品在体内蓄积</td><td>肾功能不全慎用<table>
<tr><th>肌酐清除率（ml/min）</th><th>方案调整建议</th></tr>
<tr><td>＞50</td><td>无需调整</td></tr>
<tr><td>10~50</td><td>每12~24小时给药1次</td></tr>
<tr><td>＜10</td><td>每24小时给药1次</td></tr>
<tr><td>血液透析</td><td>透析后给药或者透析前给药须增加30%剂量</td></tr>
</table></td></tr>
<tr><td>氯巴占</td><td>轻度或中度肾功能损害患者与健康受试者的全身暴露量（AUC和C_{max}）无明显差异。目前基本上还没有氯巴占用于重度肾功能损害或终末期肾病（ESRD）患者的经验</td><td>轻中度肾损伤患者不需要调整剂量。尚无患有严重肾损伤或终末期肾病患者的用药数据，目前尚不明确氯巴占或其活性代产物N–去甲基氯巴占是否可通过透析清除</td></tr>
</table>

续表

<table>
<tr><th>药物</th><th>风险点</th><th>风险管理措施</th></tr>
<tr><td>拉莫三嗪</td><td>拉莫三嗪在健康人、慢性肾功能不全患者（Ccr 6.5~60ml/min）和透析患者中的药动学研究显示，$t_{1/2}$、表观分布容积（V_d）和CL/F均无统计学差异，对于每4小时血液透析，可清除17%</td><td>肾功能受损的患者，在服用本品时应谨慎。对于晚期肾功能衰竭患者，本品的初始剂量应遵循与其他抗癫痫药物合用时的用药方案
对于血液透析的患者可能无需额外补充剂量
需要监测血药浓度</td></tr>
<tr><td>左乙拉西坦</td><td>左乙拉西坦的全身清除率在轻度肾功能损伤（Ccr 50~80ml/min）人群中降低40%，在中度肾功能损伤（Ccr 30~50ml/min）人群中降低50%，在严重肾功能损伤（Ccr<30ml/min）人群中提高60%
血液透析可清除约50%</td><td>根据肾功能状况，按照不同肌酐清除率调整日剂量，并监测血药浓度
<table>
<tr><th>肌酐清除率（ml/min）</th><th>方案调整建议</th></tr>
<tr><td>> 80</td><td>每次500~1500mg，q12h</td></tr>
<tr><td>50~79</td><td>每次500~1000mg，q12h</td></tr>
<tr><td>30~49</td><td>每次250~750mg，q12h</td></tr>
<tr><td>< 30</td><td>每次250~500mg，q12h</td></tr>
<tr><td>血液透析</td><td>500~1000mg，每日1次，透析后，补充250~500mg</td></tr>
</table></td></tr>
<tr><td>奥卡西平</td><td>清除半衰期延长，相应的AUC值增加了一倍
有肾功能损害的患者在增加剂量时，必须进行仔细的监测</td><td>有肾功能损害的患者，（肌酐清除率< 30ml/min），本品起始剂量应该是常规剂量的一半（300mg/d，每日2次），并且增加剂量时间间隔不得少于一周，监测浓度，直到获得满意的临床疗效</td></tr>
</table>

续表

<table>
<tr><th>药物</th><th>风险点</th><th>风险管理措施</th></tr>
<tr><td>托吡酯</td><td>对于中重度肾功能受损者（Ccr<70ml/min），托吡酯的血浆清除率和肾脏清除率降低。在晚期肾病的患者中，托吡酯的血浆清除率降低</td><td>中重度肾功能受损的患者服用本品，在确定有效剂量的过程中应特别注意。对伴有潜在肾病因素的患者，可能增加肾结石的风险，大量饮水可防止其发生
对于肾功能不全（肌酐清除率＜70ml/min）的患者，建议使用成人通常剂量的托吡酯的一半
托吡酯可经血液透析从血浆中清除，因此在进行血液透析时，需要补充日剂量一半的剂量</td></tr>
<tr><td>唑尼沙胺</td><td>由肾脏排泄</td><td>肾脏疾病患者应谨慎使用唑尼沙胺，且可能需要更慢的剂量滴定速度和更频繁的肾功能监测，血药浓度监测</td></tr>
<tr><td>加巴喷丁</td><td>加巴喷丁通过肾脏排泄，肾功能受损者使用加巴喷丁发生毒性反应的风险增大</td><td>12 岁以上肾功能损伤的或正在进行血液透析的患者推荐进行如下剂量调整
<table>
<tr><th>肌酐清除率（ml/min）</th><th>每日用药总量（g/d）</th><th>剂量方案（g）</th></tr>
<tr><td>＞60</td><td>1.2</td><td>0.4 tid</td></tr>
<tr><td>30~60</td><td>0.6</td><td>0.3 bid</td></tr>
<tr><td>15~30</td><td>0.3</td><td>0.3 qd</td></tr>
<tr><td>＜15</td><td>0.15</td><td>0.3 qod[a]</td></tr>
<tr><td>血液透析</td><td>–</td><td>0.2~0.3[b]</td></tr>
</table>
[a] 隔日给药
[b] 未接受过加巴喷丁治疗的患者的初始剂量为 0.3~0.4g，然后每透析 4 小时给加巴喷丁 0.2~0.3g</td></tr>
</table>

续表

药物	风险点	风险管理措施
非氨酯	肾功能不全患者的辅助治疗可能会影响非氨酯血药浓度	慎用于肾功能不全 开始和维持剂量应减少一半，肾功能不全患者的辅助治疗可能会影响非氨酯血药浓度，可能需要进一步降低非氨酯的每日剂量
氨己烯酸	氨己烯酸主量经过肾脏消除	肾功能不全患者需要调整剂量。透析对氨己烯酸清除率的影响尚未得到充分研究 对于2岁及以上的成人和儿童患者，轻度肾损害（50ml/min ＜ Ccr ≤ 80ml/min）剂量应减少25%，中度肾损害（30ml/min ＜ Ccr ≤ 50ml/min）剂量应减少50%，重度肾损害（10ml/min ＜ Ccr ≤ 30ml/min）剂量应减少75%
拉考沙胺	轻中度肾功能受损的患者不需要调整剂量 重度肾功能受损患者及终末期肾病患者需进行剂量调整 血液透析能有效地清除血浆中的拉考沙胺	轻中度肾功能受损患者（Ccr ＞ 30ml/min）可考虑接受200mg的负荷剂量，但进一步调整剂量时应谨慎（每日＞200mg） 重度肾功能受损患者及终末期肾病患者（Ccr ≤ 30ml/min）建议最大剂量减少25%，或最高维持剂量为250mg/d，调整剂量需谨慎。如果出现负荷剂量指征应服用100mg的起始剂量，然后每次50mg、每日2次的给药方案 血液透析，建议在血液透析结束后直接补充不超过50%的分次剂量 正在联合服用CYP3A4或CYP2C9强抑制剂的肾功能不全患者可能需要减少拉考沙胺的剂量 可监测血药浓度

续表

<table>
<tr><th>药物</th><th>风险点</th><th>风险管理措施</th></tr>
<tr><td>吡仑帕奈</td><td>轻度肾功能损害患者不需要调整剂量</td><td>不建议将本品用于中度肾脏损害患者
不推荐用于严重肾功能损害患者或接受血液透析的患者</td></tr>
<tr><td>普瑞巴林</td><td>不良反应呈剂量依赖性，且主要经肾脏排泄清除</td><td>肾功能减退的患者应根据肌酐清除率（Ccr）调整剂量
<table>
<tr><th>肌酐清除率（ml/min）</th><th colspan="4">每日用药总量（mg/d）</th><th>剂量方案</th></tr>
<tr><td>≥ 60</td><td>150</td><td>300</td><td>450</td><td>600</td><td>bid 或 tid</td></tr>
<tr><td>30~60</td><td>75</td><td>150</td><td>225</td><td>300</td><td>bid 或 tid</td></tr>
<tr><td>15~30</td><td>25~50</td><td>75</td><td>100~150</td><td>150</td><td>qd 或 bid</td></tr>
<tr><td>< 15</td><td>25</td><td>25~50</td><td>50~75</td><td>75</td><td>qd</td></tr>
</table></td></tr>
<tr><td>布立西坦</td><td>肾功能受损的患者不需要调整剂量</td><td>目前没有接受透析的终末期肾病患者的数据。不推荐在该患者群体中使用布立西坦</td></tr>
<tr><td>卢非酰胺</td><td>国内未上市，资料不全</td><td>/</td></tr>
</table>

续表

药物	风险点	风险管理措施
替加宾	肾功能正常（Ccr > 80ml/min）、轻微受损（Ccr 在40~80ml/min）、中度受损（Ccr 在 20~39ml/min）及重度受损（Ccr 在 5~19ml/min）的受试者中，血中总药物和游离药物的药动学参数是相似的。肾衰竭需要血液透析的受试者中，血中总药物及游离药物的药动学参数未受影响	肾功能受损的患者不需要调整剂量

第四节 儿童

癫痫是儿童常见的神经系统疾病之一，口服抗癫痫药是大部分癫痫患儿的主要治疗方法，药物治疗原则是根据癫痫发作类型和癫痫综合征分类，规范选用合适的药物。儿童癫痫长期管理的理念是注重诊疗的全过程，其中初始药物选择至关重要，应兼顾抗癫痫药的疗效和安全性，以提高长期治疗保留率。儿童患者癫痫治疗用药的风险管理见表 4-6。

表 4-6　儿童患者癫痫治疗用药的风险管理

药物	风险点	风险管理措施
苯妥英钠	儿童的分布容积与消除半衰期随年龄而变化，新生儿或婴儿期对本品的药动学较特殊，临床对中毒症状评定有困难；学龄前儿童肝脏代谢强	新生儿或婴儿一般不推荐采用；学龄前儿童需多次监测血药浓度以决定用药次数和用量，可监测血药浓度
苯巴比妥	儿童用药时可引起异常兴奋	儿童用药应密切观察，可监测血药浓度
卡马西平	本品适用于各年龄段儿童	儿童用药应密切观察，具体参考用法用量，可监测血药浓度
丙戊酸	3 岁以下的儿科患者发生致命性肝脏毒性的风险增加，随着年龄的增长，致死性肝毒性的发生率显著降低	儿童使用丙戊酸钠时推荐单药治疗，并权衡丙戊酸的可能益处与其肝脏损害或胰腺炎的风险 3 岁以下儿童患者服用本品时应避免合用阿司匹林 有病因不明的肝脏及消化道功能紊乱（如厌食、呕吐、细胞溶解现象）、消沉或昏迷表现、智力迟钝的儿童，在接受任何丙戊酸盐治疗前必须进行代谢性指标的检查，尤其是空腹和餐后血氨水平，监测血药浓度 丙戊酸不宜给女童、女性青少年使用
乙琥胺	多数儿童常用有效剂量为按体重 20mg/（kg·d）计算。6 岁以上儿童为控制发作，总量可达 1.5g/d	严密监测下按儿童给药剂量分次给药

续表

药物	风险点	风险管理措施
氯硝西泮	儿童，尤其幼儿，长期应用有可能对躯体和神经发育有影响；在新生儿可产生持续性中枢神经系统抑制	在治疗癫痫性疾病的儿科患者中，需考虑长期服用氯硝西泮的获益 - 风险 在新生儿可产生持续性中枢神经系统抑制，应禁用
扑米酮	儿童可出现异常反应，如烦躁不安和兴奋，也易引起严重的嗜睡	应权衡利弊后使用
氯巴占	尚未确定对 2 岁以下患者的安全性和有效性 动物研究中，在高剂量下观察到大鼠生长（骨密度和骨长下降）和行为（运动活动和听觉惊吓反应改变；学习障碍）的不利影响。停药后，对骨密度的影响是可逆的，但对行为的影响不可逆转	可用于 2 岁及以上 Lennox-Gastaut 综合征儿童患者癫痫发作的联合治疗 不推荐 2 岁以下儿童患者使用
拉莫三嗪	单药治疗 2~12 岁儿童的研究尚不充分，不宜使用单药治疗 尚无足够的 2 岁以下儿童用药的相关资料	儿童较成人更易发生严重的皮疹，用药前可测定 HLA 基因，若有突变，避免使用。可监测血药浓度
左乙拉西坦	治疗 1 月龄以下儿童癫痫患者部分性发作、12 岁以下儿童患者肌阵挛性发作辅助治疗及 6 岁以下儿童特发性全身癫痫患者原发性强直阵挛发作辅助治疗的安全性和有效性尚未确定 4 岁以下儿童癫痫患者研究尚未明确	4 岁以下儿童使用本品的部分安全性及有效性尚未确定，用药时应谨慎 儿童患者应根据肾功能状态调整剂量 关注儿童用药中的精神行为异常 可监测血药浓度

续表

药物	风险点	风险管理措施
奥卡西平	在2岁以下儿童部分性癫痫发作辅助治疗、4岁以下儿童部分性发作单药治疗的安全性和有效性尚未确定	2岁以下儿童使用本药的安全性及有效性尚未确定，用药时应谨慎，可监测血药浓度
托吡酯	对2岁以下患者单药治疗、2岁以下部分性癫痫发作辅助治疗、原发性全面性强直阵挛发作或者Lennox–Gastaut综合征相关发作患者辅助治疗的安全性和有效性尚未确定	2岁以下儿童使用本药的安全性及有效性尚未确定，用药时应谨慎，可监测血药浓度
唑尼沙胺	在16岁以下儿科患者中的安全性和有效性尚未确定	关注儿童患者少汗和体温过高的不良反应，可监测血药浓度
加巴喷丁	用于治疗儿童疱疹后神经痛、3岁以下部分发作性癫痫辅助治疗的安全性和有效性尚未确定	加巴喷丁不推荐用于3岁以下儿童患者，3岁以上患者两次给药之间的最大时间间隔不应超过12小时
非氨酯	用于Lennox–Gastaut综合征儿童2~14岁辅助治疗尚无2岁以下儿童用药经验	不建议非氨酯在除Lennox–Gastaut综合征之外的儿童人群中使用
氨己烯酸	单药治疗1个月至2岁儿童痉挛症患者的安全性和有效性已确立 单药治疗1个月以下儿童患者的安全性和有效性尚未确立 服用氨己烯酸的婴儿中观察到异常MRI信号变化和髓鞘内水肿	氨己烯酸儿童患者的剂量建议是因年龄而异，并基于体重加以考虑

续表

药物	风险点	风险管理措施
拉考沙胺	用于4岁以下儿童的安全性和有效性尚未确立	建议口服片剂用于4岁及以上儿童，可监测血药浓度
吡仑帕奈	儿童与成人患者使用吡仑帕奈应答率相似，血药浓度与疗效无显著相关性。使用吡仑帕奈可能不需要常规进行血药浓度监测 尚未确定吡仑帕奈用于4岁以下部分性癫痫发作儿童中的安全性和疗效	建议用于4岁及以上儿童。预先对患儿家属进行吡仑帕奈不良事件的告知与宣教；通过缓慢加量的方式预防不良事件；通过减量、减慢加量速度等方式减轻或消除不良事件。对于轻中度肝损伤的儿童癫痫患者，建议基于临床反应和耐受性个体化给药，减慢加量速度、小剂量维持，用药时监测肝功能及血药浓度；对于重度肝损伤的儿童癫痫患者，不建议使用吡仑帕奈
普瑞巴林	18岁以下儿童及青少年患者用药的安全性和有效性尚未确立	不推荐18岁以下儿童及青少年患者使用
布立西坦	安全性和有效性已在1个月至16岁的儿科患者中确立 尚未确定布立西坦对1个月以下儿科患者的安全性和有效性	不推荐1个月以下的儿童患者使用
卢非酰胺	国内未上市，资料不全	/
替加宾	尚未确定在12岁以下的儿童患者的安全性和有效性	不推荐12岁以下儿童及青少年患者使用

5 第五章

不良反应/不良事件及并发症风险管理

第一节 药物不良反应与防范措施

抗癫痫发作药最常见的不良反应主要涉及中枢神经系统、血液系统和消化系统，同时还包括特异体质反应。其中，中枢神经系统不良反应包括头痛、头晕、镇静、嗜睡、疲劳、共济失调以及认知和记忆障碍等；血液系统不良反应包括血小板减少和贫血等；消化系统不良反应包括恶心、呕吐、厌食或食欲增加等。根据发生机制，可以将不良反应分为四类：剂量相关性、特异性、长期和致畸性，其中以剂量相关性不良反应最常见。

为降低剂量相关不良反应，建议初始给药时采用小剂量起始，缓慢增加至有效维持剂量。为预防长期用药不良反应，应遵循最小有效剂量原则，当发作控制达到停药标准后，可以经临床医生评估后缓慢减停药物，其他具体预防措施见表 5-1。

表 5-1　抗癫痫发作药不良反应及风险管理措施

剂量相关 不良反应	长期治疗 不良反应	特异体质 不良反应	风险管理措施
苯妥英钠			
恶心、呕吐、厌食、共济失调、攻击行为、眼球震颤、巨幼细胞贫血	维生素K和叶酸缺乏、骨质疏松、性欲缺乏、齿龈增生、面部粗糙、痤疮、多毛、小脑及脑干萎缩（长期大量使用）	Stevens-Johnson 综合征、皮疹、肝毒性、周围神经病	1. 严重皮肤反应：用药前可测定 HLA 基因，若有突变避免使用 2. 肝毒性：定期监测肝功能，出现异常评估调整药物，保肝治疗 3. 周围神经病：服药期间同时服用叶酸和维生素 B_{12} 防治
苯巴比妥			
注意力涣散、记忆力下降、嗜睡、疲劳、多动、攻击行为、易激惹（见于儿童）、抑郁	少见性欲下降、皮肤粗糙、突然停药可出现戒断症状如焦虑和失眠等	中毒性表皮坏死松解症、皮疹、肝炎	戒断症状：避免突然停药，当减量或停药过程中出现戒断症状时，及时调整药物剂量
卡马西平			
头晕、恶心、复视、视物模糊、困倦、低钠血症、中性粒细胞减少	低钠血症、房室传导阻滞、心律不齐	Stevens-Johnson 综合征、皮疹、肝损害、再生障碍性贫血	1. 严重皮肤反应：用药前可测定 HLA 基因，若有突变避免使用 2. 低钠血症：补钠治疗，评估调整治疗方案

续表

剂量相关不良反应	长期治疗不良反应	特异体质不良反应	风险管理措施
丙戊酸			
厌食、恶心、呕吐、震颤、困倦	脱发、多囊卵巢综合征、月经失调、闭经、体重增加	丙戊酸钠脑病、血小板减少、急性胰腺炎（罕见）、肝毒性（尤其在2岁以下的儿童）、高氨血症	1. 肝毒性：定期监测肝功能，出现异常评估调整药物，保肝治疗 2. 血小板减少：定期监测血常规，出现异常评估调整药物，生血小板治疗
乙琥胺			
恶心、共济失调、头痛、嗜睡、疲劳、腹部不适	少见	SJS综合征、皮疹、系统性红斑狼疮、全血细胞减少症	1. 严重皮肤反应：出现皮疹时应及时停药 2. 全血细胞减少症：定期监测血常规，出现异常评估调整药物，对症治疗
氯硝西泮			
共济失调、镇静（成人比儿童更常见）	攻击行为、多动（儿童）、易激惹	偶见白细胞减少	镇静：避免操作危险的机器，避免高空作业

续表

剂量相关不良反应	长期治疗不良反应	特异体质不良反应	风险管理措施
扑米酮			
抑郁、记忆力下降、注意力涣散、嗜睡、疲劳、攻击行为、多动、易激惹（见于儿童）	少见性欲下降、皮肤粗糙、突然停药可出现戒断症状如焦虑和失眠等	皮疹、狼疮样综合征、血小板减少	血小板减少：定期监测血常规，出现异常评估调整药物，升血小板治疗
氯巴占			
头晕、嗜睡、镇静、流涎、共济失调、上呼吸道感染	成瘾性、停药时易发生戒断综合征	Stevens-Johnson综合征、中毒性表皮坏死松解症	戒断综合征：逐渐减少剂量或停止使用。如果出现戒断反应，应暂缓减量或将剂量增加至减量前的剂量水平，以更缓慢的减少给药剂量
拉莫三嗪			
恶心、呕吐、头晕、头痛、嗜睡、困倦、共济失调、复视	易激惹、攻击行为、房室传导阻滞、心律失常	Stevens-Johnson综合征、中毒性表皮坏死松解症、皮疹、肝衰竭、再生障碍性贫血	严重皮肤反应：用药前可测定HLA基因，若有突变避免使用，出现皮疹时应及时停药

续表

剂量相关不良反应	长期治疗不良反应	特异体质不良反应	风险管理措施
左乙拉西坦			
头痛、困倦、嗜睡、乏力、类流感综合征、感染、易激惹	自杀行为和意念、精神病症状、行为异常	皮疹、血液系统异常	行为异常：注意监测情绪或性格变化等精神症状，如果出现行为异常，评估调整治疗方案
奥卡西平			
头晕、恶心、困倦、疲劳、共济失调、复视	低钠血症、体重增加	皮疹	低钠血症：定期监测血钠，出现异常评估调整药物，补钠，限制水摄入
托吡酯			
厌食、无汗、感觉异常、语言障碍、记忆障碍、注意力障碍	体重下降、肾结石	急性闭角型青光眼（罕见）	急性闭角型青光眼：定期监测眼内压，出现异常及时停药
唑尼沙胺			
嗜睡、乏力、运动失调、头晕、头痛、厌食和白细胞降低	肾结石、自杀行为和想法	皮疹、高热、少汗症、复视、近视、闭角型青光眼、氨基转移酶异常	氨基转移酶异常：定期监测肝功能，出现异常评估调整药物，保肝降酶治疗

续表

剂量相关不良反应	长期治疗不良反应	特异体质不良反应	风险管理措施
加巴喷丁			
头晕、健忘、嗜睡、疲劳、感觉异常、复视	较少	罕见	嗜睡：避免驾驶或操作重型机械
非氨酯			
头痛、困倦、厌食、恶心、呕吐	较少	肝功能衰竭、再生障碍性贫血	1. 肝功能衰竭：定期监测肝功能，出现异常评估并停药，保肝治疗 2. 再生障碍性贫血：定期监测血常规，出现异常及时评估并停药
氨己烯酸			
头晕、头痛、嗜睡、疲倦	体重增加、精神行为异常	皮疹	体重增加：定期监测体重，出现异常评估调整药物，控制饮食，增加运动
拉考沙胺			
复视、头晕、头痛、耳鸣、恶心、便秘、P-R 间期延长	晕厥、自杀行为和想法	无报道	头晕：避免驾驶、操作复杂的机械设备或从事其他危险活动

续表

剂量相关不良反应	长期治疗不良反应	特异体质不良反应	风险管理措施
吡仑帕奈			
头晕、头痛、恶心、疲劳、嗜睡、易怒、跌倒	低钠血症（少见）	嗜酸性粒细胞增多	跌倒：注意缓慢改变体位，减速慢行，防止跌倒
普瑞巴林			
注意力不集中、乏力、头晕、困倦	体重增加、食欲增加	皮疹、恶心、呕吐、腹痛、腹泻、视物模糊、关节疼痛	视物模糊：药物起效期间避免从事需要保持精神警觉的活动
布立西坦			
鼻咽炎、头晕、头痛、嗜睡、疲劳、恶心	抑郁、焦虑	血管性水肿	血管性水肿：注意监测水肿，若出现异常水肿，立即就医
卢非酰胺			
共济失调、头晕、头痛、疲劳、恶心	贫血	血小板减少	贫血：定期监测血常规，出现血红蛋白异常评估调整药物，升血红蛋白治疗
替加宾			
易怒、头晕、头痛、困倦、疲乏、呕吐	抑郁	皮疹	皮疹：出现皮疹时应及时停药

第二节 并发症

癫痫是一种多元性疾病，在药物治疗过程中往往对患者造成多系统功能损害，如神经精神系统、心血管系统和其他系统等并发症。这些并发症不仅会增加癫痫发作频率、加重癫痫症状，还会降低患者用药的依从性，导致难治性癫痫比例和致残率增加，最终影响癫痫预后，降低患者生活质量。因此，在癫痫综合管理中，需要加强对并发症的认识和风险管理。详细情况见表 5-2。

表 5-2 癫痫并发症的风险管理

风险点	风险描述	风险管理措施
神经系统	偏头痛	并发偏头痛的癫痫患者，在不违背治疗原则的前提下，可首选丙戊酸、托吡酯、普瑞巴林、加巴喷丁、唑尼沙胺作为单药或辅助治疗。偏头痛可分为急性期和预防性治疗，急性期治疗推荐以非甾体抗炎药为主，偏头痛持续状态可选择静脉给予丙戊酸，预防性治疗可优先选择丙戊酸和托吡酯
	神经性疼痛	并发神经性疼痛的癫痫患者，在不违背治疗原则的前提下，可首选卡马西平、奥卡西平、普瑞巴林、加巴喷丁、苯妥英钠作为单药或辅助治疗
	认知功能障碍	并发认知功能障碍的癫痫患者，在不违背治疗原则的前提下，可首选左乙拉西坦、拉莫三嗪、奥卡西平作为单药或辅助治疗，应避免选择托吡酯、苯巴比妥、唑尼沙胺

续表

风险点	风险描述	风险管理措施
神经系统	步态障碍	并发步态障碍的癫痫患者，应避免选择苯妥英钠、卡马西平、吡仑帕奈
	震颤	并发震颤的癫痫患者，在不违背治疗原则的前提下，可首选托吡酯、吡仑帕奈作为单药或辅助治疗，应避免选择丙戊酸
	帕金森综合征	并发帕金森综合征的患者，在不违背治疗原则的前提下，可首选唑尼沙胺作为单药或辅助治疗
	睡眠障碍	癫痫发作和癫痫样放电会影响睡眠结构，降低睡眠质量，患者更易出现失眠、噩梦、睡眠片段化、醒后疲倦等各种睡眠障碍，甚至影响认知功能。针对不同类型的睡眠障碍，应采用针对性治疗方案。对于慢性失眠，睡眠卫生联合认知行为疗法优于药物治疗，非苯二氮䓬类或苯二氮䓬类药物可短期间歇使用；对于日间嗜睡，若是抗癫痫发作药引起的，宜减少白天服用的药物剂量，更换为镇静作用较小的药物或者停药，以及在睡眠期接受较高剂量的药物；对于发作性睡病，推荐选择性5-羟色胺再摄取抑制剂、兴奋剂如哌甲酯或莫达非尼，但可能会增加癫痫发作风险；对于快速动眼睡眠行为障碍，营造安全的睡眠环境，药物推荐氯硝西泮、多巴胺受体激动剂如普拉克索或褪黑素；对于不宁腿综合征，药物推荐普瑞巴林、加巴喷丁或多巴胺受体激动剂如普拉克索；对于周期性肢体运动障碍，一线药物推荐多巴胺或多巴胺受体激动剂，也可以选用普瑞巴林、加巴喷丁、氯硝西泮或适当补充铁剂；对于阻塞型呼吸暂停综合征，应采用持续正压通气、减重等综合治疗，增加体重风险的抗癫痫发作药应慎用，避免使用苯二氮䓬类药物

续表

风险点	风险描述	风险管理措施
精神系统	抑郁障碍	并发抑郁障碍的癫痫患者，在不违背治疗原则的前提下，可首选具有稳定情绪的药物如丙戊酸、奥卡西平和拉莫三嗪作为单药或辅助治疗，应避免选择苯巴比妥和普利米酮，其可能会加重抑郁症。建议积极采用抗抑郁药物，如选择性5-羟色胺再摄取抑制剂、5-羟色胺和去甲肾上腺素再摄取抑制剂可明显改善癫痫患者的抑郁症状，且对其癫痫发作影响不大，可作为一线用药，应避免采用三环类或四环类抗抑郁药、去甲肾上腺素多巴胺再摄取抑制剂，使用抗抑郁药期间可能会增加自杀风险，应密切观察患者反应
	焦虑障碍	癫痫患者并发焦虑障碍的表现包括广泛性焦虑障碍、社交焦虑障碍、惊恐障碍、强迫障碍和创伤后应激障碍等多种类型，同时还可能伴有不同程度的抑郁症状，丙戊酸、卡马西平和加巴喷丁等同时具有抗焦虑作用，可优先选择。选择性5-羟色胺再摄取抑制剂对多种类型的焦虑障碍均显示疗效，也可以短期使用苯二氮䓬类
	双相情感障碍	癫痫患者并发双相情感障碍的表现为易激惹、愤怒、欣快和夸张，尽可能选择具有情绪稳定作用的抗癫痫发作药如丙戊酸、卡马西平、奥卡西平、拉莫三嗪等，药物加减量及停药过程宜缓慢，并监测抗癫痫发作药的血药浓度。锂盐会加重癫痫发作，且有神经毒性，应慎用
	精神病性障碍	癫痫患者并发精神病性障碍的表现包括幻觉、妄想、被控制感、思维被夺等，短期使用抗精神病药可以减少并发症和病死率，一般药物加减量及停药过程宜缓慢，关注对癫痫发作的影响、药物不良反应和相互作用，并监测抗癫痫发作药的血药浓度

续表

风险点	风险描述	风险管理措施
精神系统	孤独症谱系障碍	并发孤独症谱系障碍的癫痫儿童，以智力发育障碍、发育倒退和低功能发生率高等为特征，丙戊酸、拉莫三嗪和卡马西平等抗癫痫发作药可能改善患儿的情绪不稳、冲动、攻击、自残和刻板重复行为等相关症状
	注意缺陷多动障碍	注意缺陷多动障碍是癫痫儿童最常见的并发症，并可能持续到成人。对于癫痫发作控制良好的患儿，建议尽早根据年龄进行差异化治疗。学龄前（4~5岁）以父母或（和）老师进行的行为治疗为主；学龄期（6~11岁），采用药物配合行为治疗；青少年期（12~18岁），在患儿同意的基础上，采用药物配合行为治疗。推荐药物包括哌甲酯、托莫西汀
心血管系统	心律失常、动脉粥样硬化等	1. 并发心律失常的癫痫患者，应避免选择苯妥英钠、卡马西平、拉莫三嗪、拉考沙胺 2. 并发动脉粥样硬化的癫痫患者，应避免选择肝药酶诱导作用的药物
其他系统	肝脏疾病	并发肝脏疾病的癫痫患者，在不违背治疗原则的前提下，可首选经肾排泄、无肝毒性的新型抗癫痫发作药，应避免选择苯妥英钠、丙戊酸、卡马西平
	肾病	1. 并发肾病的癫痫患者，在不违背治疗原则的前提下，可首选经肝脏代谢排泄的传统抗癫痫发作药 2. 并发肾结石的癫痫患者，应避免选择托吡酯、唑尼沙胺
	血液病	并发血液病的癫痫患者，应避免选择丙戊酸、卡马西平

续表

风险点	风险描述	风险管理措施
其他系统	低钠血症	并发低钠血症的癫痫患者，应避免选择卡马西平、奥卡西平，若必须使用，补钠治疗并监测血钠
	青光眼	并发青光眼的癫痫患者，应避免选择托吡酯
	骨质疏松症	并发骨质疏松症的癫痫患者，在不违背治疗原则的前提下，可首选左乙拉西坦、拉莫三嗪，应避免选择丙戊酸、托吡酯、唑尼沙胺和肝药酶诱导作用的药物
	中暑	并发中暑的癫痫患者，应避免选择托吡酯、唑尼沙胺
	癌症	并发癌症的癫痫患者，在不违背治疗原则的前提下，可首选丙戊酸、左乙拉西坦、吡仑帕奈，应避免选择肝药酶诱导作用的药物
合并症	感染	禁止服用可诱发癫痫发作的药物，如青霉素类、喹诺酮类、头孢吡肟、亚胺培南等抗菌药物

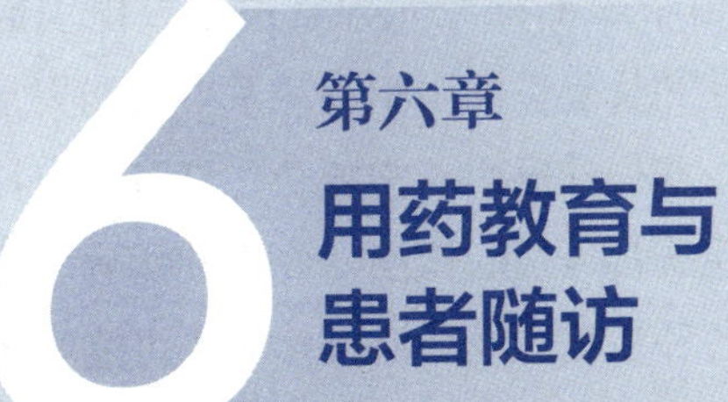

第六章 用药教育与患者随访

一、用药教育

1. 告知患者癫痫的基本知识

癫痫是一组由于脑部神经元异常过度放电引起的发作性、短暂性和反复性的中枢神经系统功能失常的慢性脑部疾病。癫痫的病因非常复杂，许多中枢神经系统或全身性疾病都可引起癫痫。先天性疾病、出生时或出生后的各种疾病以及代谢性疾病也可能导致癫痫。癫痫患者的发作形式各异，可表现为意识、精神、感觉、行为、运动等障碍。癫痫在任何年龄、种族和地区的人群中都有发病，但在婴幼儿和老年患者中更为常见。癫痫发作会对患者的身心健康造成巨大损害，严重影响患者及其家庭的生活质量。约有 2/3 癫痫患者在接受抗癫痫药物治疗后可得到长期缓解，部分患者可完全停药，长期保持不发作。

2. 告知患者癫痫的药物治疗原则

目前，癫痫治疗仍以药物治疗为主，通常在两次及以上非诱发性癫痫发作后诊断为癫痫，并开始药物治疗。70% 的新诊断癫痫患者可通过单一抗癫痫药物控制发作，单药治疗失败后应由临床医师综合评估后决定选择其他单药治疗或者联合用药。癫痫患者是否接受治疗是由患者意愿、病情、治疗的获益 – 风险比等多方面因素决定的。例如，发作轻微的癫痫患者或发作稀疏的良性局灶性癫痫患儿，可以选择不接受治疗；对于脑炎急性期癫痫反复发作的患者，虽然没有确诊为癫痫，但是临床上通常会给予药物治疗。

3. 为患者提供当前治疗药物的用药指导

（1）遵医嘱：告知患者遵医嘱规律服用抗癫痫药，不可自行调整药物剂量或停药，并仔细阅读药品说明书，尤其是用药禁忌、注意事项和储存条件等，如有疑问应及时咨询医师或药师。

（2）服药方法：告知并提醒患者用药剂量、给药方式、时间、频次。不同剂型的药物如何使用 / 如何正确使用，如缓、控释制剂等特殊剂型。大多数抗癫痫药为碱性，为减少胃肠道反应，建议患者餐后服药。对于需要服用较大剂量抗癫痫药的患者，为减少白天镇静作用，建议患者睡前服药。

（3）用药依从性：建议患者可以通过以下方式提高自身的用药依从性，如设置服药闹钟和提醒便签、进行用药记录、使用智能药盒、调整生活作息以适应服药时间等。

（4）漏服药物的处理：通常情况下，若漏服药物时间尚未超过用药时间间隔的 1/2，可按原剂量补服，若超过则不必补服，下次服药时间和剂量维持不变。某些特殊情况须咨询医师或药师。

（5）观察药物疗效：告知患者注意观察发作频率及特点等，可通过记日志的方式详细记录发作情况。

（6）监测不良反应：告知患者用药前主动告知医师既往病史、用药史、药物过敏史等，并在治疗过程中注意监测药物不良反应，出现不良反应时应及时到医院就诊，医师应及时调整用药方案。

（7）血药浓度监测：监测抗癫痫药的血药浓度，以调整药物治疗方案，提高药物治疗效果，避免或减少药物不良反应的发生。血药浓度监测的指征包括抗癫痫发作药使用至维持剂量仍不能控制发作时，服用苯妥英钠达到维持剂量后以及每次剂量调整后，服药过程中患者出现了明显的药物不良反应，特殊人群如肝肾功能不全患者和妊娠患者，合并用药时产生药物相互作用，服用成分不明的抗癫痫发作药，评价患者的用药依从性等。

（8）减停药原则：60%~70% 的癫痫患者在经过正规的治疗后，可以实现无发作。如果持续无发作 2 年以上，应由医师进行综合评估，并与患者或其监护人充分沟通后，考虑逐渐减停抗癫痫药物。

4. 癫痫治疗的生活方式指导

（1）日常活动与饮食：应告知患者尽量避免诱发因素，如避免熬夜和过度疲劳，规律作息，保证充足睡眠，适当活动锻炼；保持积极情绪，避免焦虑抑郁和精神刺激；避免咖啡、可乐、辛辣等兴奋性饮料及食物，饮食有节制，少食盐，多食蔬菜水果（服用抗癫痫药患者常见叶酸、维生素 B_{12} 缺乏），增加钙的摄入，多吃富含高蛋白和磷脂的食物，有助于维持神经系统的正常功能；戒烟、戒酒；避免闪光或巨大声响的刺激；外出要携带足量的抗癫痫药；避免感冒等感染性疾病；禁止使用可诱发癫痫发作的药物，如青霉素类、喹诺酮类、头孢吡肟及亚胺培南等抗菌药物，以及含有咖啡因或麻黄碱的药物。

（2）严防意外：癫痫发作具有不可预测性，意外损伤可能会导致患者残疾甚至死亡。避免在患者居住环境中放置危险物品，尽量有人陪同外出；告知患者应避免高空作业、下河下海游泳、驾驶汽车摩托车、操作重型机械等；有发作先兆的患者应及时告知家属或周围人，建议家属熟练掌握癫痫发作时的紧急处理措施，必要时应迅速将患者送至医院进一步治疗。

5. 癫痫患者的综合管理

（1）自我管理：包括患者及其家属对癫痫发作和日常生活的综合管理，需掌握自我管理的知识和技能，分为癫痫特定管理和慢病保健管理。癫痫特定管理包括癫痫发作、药物治疗、安全问题、诱发因素和并发症等，慢病保健管理包括生活方式、医患沟通和独立生活技能等。

（2）发作记录：告知患者及其家属可以通过手机、监控等录像设备拍摄患者癫痫发作的视频，或者以日志方式详细记录癫痫发作的形式和频率等，从而为临床医师制定和调整治疗方案提供参考，也能更全面地评估药物治疗效果。

6. 特殊人群的管理注意事项

（1）儿童和青少年：临床医师和家长应主动向儿童和青少年患者介绍癫痫的基本知识和可能产生的影响，缓解该病带来的恐惧和担忧，并教会他们应对癫痫发作的知识、自我管理和独立生活技能等，引导他们学会调整情绪、应对压力，养成健康的生活方式等。

（2）老年人：老年患者常合并高血压、高血脂、糖尿病等慢性病，需要同时服用多种药物，临床医师和药师应加强对老年患者癫痫基本知识、药物不良反应和相互作用的宣传教育。长期服用肝酶诱导作用的抗癫痫药可能会干扰维生素 D 的代谢，影响钙的吸收和利用，导致骨质疏松。绝经后的老年女性患者更容易出现骨质疏松，建议适当补充维生素 D 和钙剂，并尽量避免使用有肝酶诱导作用的抗癫痫药。患者家属需要更加注意老年患者的情绪变化，加强照护，防止意外发生。

（3）女性：育龄期女性患者在接受抗癫痫药治疗过程中应做好避孕措施，建议至少无发作 9 个月后再计划妊娠。计划妊娠前，应在医院进行详细的孕前咨询，充分告知抗癫痫药引起胎儿畸形和神经发育损害等风险。建议计划妊娠的女性患者从备孕开始时每日补充叶酸，至少持续至孕 12 周。如果意外妊娠，不建议自行减停药物，应由神经内科和产科等相关专科医师综合评估并调整药物治疗方案。妊娠患者应进行严格的产前检查，临床医师和药师应进行相关用药指导和健康宣教。服用抗癫痫发作药的妊娠患者，还需进行血药浓度监测，以便及时调整药物治疗方案，其新生儿可能会出现嗜睡、过度镇静、哺乳困难和撤药综合征等，应加强监测新生儿的药物不良反应，必要时可检测新生儿的血药浓度。

二、患者随访

1. 随访周期

如果没有发作，一般每 6 个月左右对患者进行一次随访。如果按照医嘱治疗期间，癫痫发作未控制或出现药物不良反应，患者应尽快到医院就诊，由医师评估后调整治疗方案。复诊时要带齐病历资料和脑电图复查结果等。建议癫痫妊娠女性，每 2~3 个月进行一次门诊随访，以便动态评估病情和调整药物剂量。

2. 随访用药依从性

随访患者用药依从性，是否按医嘱规律服用抗癫痫药；随访药物调整情况，是否根据癫痫发作情况按医嘱调整药物治疗方案等。

3. 随访药物治疗效果

随访患者的癫痫有无发作、癫痫发作频率及特点、是否出现新的发作形式或并发症等。

4. 随访药物安全性

随访患者在服用抗癫痫药治疗过程中，是否出现药物不良反应；随访患者合并用药情况，特别是老年患者联合使用多种药物过程中，是否出现药物相互作用等。

5. 随访检验检查指标

（1）检验指标：建议患者在使用抗癫痫药前检查血常规、尿常规、肝肾功能等，服用卡马西平的需要监测血钠，服用丙戊酸需要监测血氨，规律用药后每月监测一次血常规和尿常规，每季度监测一次肝肾功能，至少维持半年。

（2）血药浓度监测：根据癫痫患者的临床情况制定个体化的血药浓度监测频次。建议癫痫妊娠女性动态监测血药浓度，并在分娩后 10~14 天监测一次血药浓度；使用拉莫三嗪治疗的妊娠女性患者，每月监测一次血药浓度。

（3）脑电图监测：监测时机包括首次癫痫发作后，出现任何发作性临床症状难以确诊时，以及癫痫治疗过程中的定期复查。对于癫痫发作得到控制的患者，若脑电图异常，可每 6 个月至 1 年复查一次脑电图；若脑电图正常，可适当延长复查间隔时间。对于癫痫发作未得到控制的患者，由临床医师综合评估决定复查脑电图的间隔时间。

（4）其他指标：应根据癫痫患者的临床情况制定个体化监测频次。

参考文献

[1] 中国抗癫痫协会. 临床诊疗指南—癫痫病分册（2023 修订版）[M]. 北京：人民卫生出版社，2023.

[2] Margolis JM，Chu BC，Wang ZJ，et al. Effectiveness of antiepileptic drug combination therapy for partialonset seizures based on mechanisms of action [J]. JAMA Neurol，2014，71（8）: 985993.

[3] 中华医学会神经病学分会，中华医学会神经病学分会脑电图与癫痫学组. 中国成人局灶性癫痫规范化诊治指南[J]. 中华神经科杂志，2022，55（12）：1341–1352.

[4] David E Golan. 药理学原理：药物治疗学的病理生理基础 [M]. 4 版. 杜冠华，译. 北京：人民卫生出版社，2023.

[5] 中华医学会神经病学分会，中华医学会神经病学分会脑电图与癫痫学组. 抗癫痫发作药物联合使用中国专家共识 [J]. 中华神经科杂志，2024，57（2）：108–117.

[6] Epilepsy Society，Therapeutic Drug Monitoring Unit，Chalfont Centre for Epilepsy. Therapeutic Drug Monitoring of Antiepileptic Drugs in Epilepsy：A 2018 Update.

[7] 贾建平，苏川. 神经病学 [M]. 8 版. 北京：人民卫生出版社，2018.

[8] 左玮，刘容吉，孙雅佳，等.《中国超药品说明书用药管

理指南（2021）》推荐意见及要点解读［J］. 协和医学杂志，2023，14（1）：86–93.

［9］侯宁. 山东省超药品说明书用药专家共识（2021年版）［J］. 临床药物治疗杂志，2021，19（6）：9–40.

［10］广东省药学会. 超药品说明书用药目录（2022年版新增用法）［J］. 今日药学，2022，32（6）：401–408.

［11］广东省药学会. 超药品说明书用药目录（2024年版新增用法）［J］. 今日药学，2024，34（7）：481–493.

［12］广东省药学会. 超药品说明书用药目录（儿科2023年版）［J］. 今日药学，2023，33（12）：881–900.

［13］郝晓婷，颜因. 吡仑帕奈治疗成人癫痫的中国专家共识［J］. 癫痫杂志，2024，10（5）：373–383.

［14］冯威，吴文源. 加拿大精神病学学会“惊恐障碍伴或不伴广场恐惧症”临床诊疗指南［J］. 国际精神病学杂志，2008（4）：234–239.

［15］吴大胜，陶蔚，朱谦. 神经病理性疼痛评估与管理中国指南（2024版）［J］. 中国疼痛医学杂志，2024，30（1）：5–14.

［16］中华医学会糖尿病学分会神经并发症学组. 糖尿病神经病变诊治专家共识（2021年版）［J］. 中华内分泌代谢杂志，2021，37（6）：499–515.

［17］中华医学会糖尿病学分会神经并发症学组，国家基本公共卫生服务项目基层糖尿病防治管理办公室. 国家基层糖尿病神经病变诊治指南（2024版）［J］. 中华糖尿病杂志，2024，16（5）：496–511.

［18］Loh E，Mirkowski M，Agudelo AR，et al. The CanPain

SCI clinical practice guidelines for rehabilitation management of neuropathic pain after spinal cord injury: 2021 update [J]. Spinal Cord, 2022, 60(6): 548-566.

[19] 中国医师协会神经内科医师分会，中国研究型医院学会头痛与感觉障碍专业委员会. 中国偏头痛诊治指南(2022版)[J]. 中国疼痛医学杂志，2022，28(12): 881-898.

[20] 中华医学会神经病学分会，中华医学会神经病学分会头痛协作组. 中国偏头痛诊断与治疗指南(中华医学会神经病学分会第一版)[J]. 中华神经科杂志，2023，56(6): 591-613.

[21] 中华医学会儿科学分会神经学组. 新诊断儿童癫痫的初始单药治疗专家共识[J]. 中华儿科杂志，2015，53(10): 734-737.

[22] 中华医学会神经病学分会脑电图与癫痫学组. 中国老年癫痫患者管理专家共识[J]. 中华老年医学杂志，2022，41(8): 885-891.

[23]《医养结合机构衰弱老年人多重用药安全管理中国专家共识(2022版)》编写组，中国老年医学学会医养结合促进委员会. 医养结合机构衰弱老年人多重用药安全管理中国专家共识(2022版)[J]. 中国心血管杂志，2022，27(5): 403-409.

[24] 国家重点研发项目(2018YFC2002400)课题组，中国老年医学学会医养结合促进委员会. 高龄老年共病患者多重用药安全性管理专家共识[J]. 中华保健医学杂志，2021，23(5): 548-554.

[25] 肖波. 中国围妊娠期癫痫患者管理指南[J]. 中华神经科杂志. 2021，54(6)：539–544.

[26] Thomas W. Hale. Medications and Mothers' Milk [M]. 16th. Plano，TX：Hale Pubishing，2014.

[27] Angela K Birnbaum，Kimford J Meador，Ashwin Karanam，et al. Antiepileptic Drug Exposure in Infants of Breastfeeding Mothers With Epilepsy [J]. JAMA Neurol，2020，77(4)：441–450.

[28] 中国医师协会神经内科分会癫痫专委会. 妊娠期女性抗癫痫药物应用中国专家共识[J]. 中国医师杂志，2015，17(7)：969–971.

[29] 儿童癫痫持续状态协作组. 儿童癫痫持续状态诊断治疗的中国专家共识(2022)[J]. 癫痫杂志，2022，8(5)：383–389.

[30] 秦倩倩，丁倩，刘晓玲，等. 儿童常用抗癫痫发作药处方审核建议[J]. 中华实用儿科临床杂志，2023，38(10)：740–748.

[31] 北京协和医院罕见病多学科协作组，中国罕见病联盟. 氯巴占治疗难治性癫痫专家共识(2022)[J]. 协和医学杂志，2022，13(5)：768–782.